这本书能让你睡得好

21个方法找回婴儿般好睡眠

[美]肖恩·史蒂文森（Shawn Stevenson）——著　　陈亚萍——译

SLEEP SMARTER

CNS PUBLISHING & MEDIA 中南出版传媒
湖南文艺出版社 HUNAN LITERATURE AND ART PUBLISHING HOUSE
博集天卷 CS-BOOKY

图书在版编目（CIP）数据

这本书能让你睡得好 /（美）肖恩·史蒂文森（Shawn Stevenson）著；
陈亚萍译 . — 长沙：湖南文艺出版社，2017.8
书名原文 : Sleep Smarter: 21 Proven Tips to Sleep Your Way To a Better Body, Better Health and Bigger Success
ISBN 978-7-5404-8210-7

Ⅰ . ①这… Ⅱ . ①肖… ②陈… Ⅲ . ①睡眠—基本知识 Ⅳ . ① R338.63

中国版本图书馆 CIP 数据核字（2017）第 158071 号

著作权合同登记号：图字 18-2017-069

上架建议：生活·健康

ZHE BEN SHU NENG RANGNI SHUI DE HAO
这本书能让你睡得好

作　　者：[美] 肖恩·史蒂文森（Shawn Stevenson）
译　　者：陈亚萍
出 版 人：曾赛丰
责任编辑：薛　健　刘诗哲
监　　制：蔡明菲　邢越超
特约策划：李　荡
特约编辑：田　宇　蔡文婷
版权支持：辛　艳
营销支持：李　群　张锦涵　姚长杰
封面设计：利　锐
版式设计：李　洁
出版发行：湖南文艺出版社
（长沙市雨花区东二环一段 508 号　邮编：410014）
网　　址：www.hnwy.net
印　　刷：北京鹏润伟业印刷有限公司
经　　销：新华书店
开　　本：787mm × 1092mm　1/16
字　　数：261 千字
印　　张：21.5
版　　次：2017 年 8 月第 1 版
印　　次：2017 年 8 月第 1 次印刷
书　　号：ISBN 978-7-5404-8210-7
定　　价：45.00 元

质量监督电话：010-59096394
团购电话：010-59320018

我还记得小时候，外婆晚上哄我入睡的场景。我感到幸福，感到受人宠爱，感到兴奋地期待第二天的一切。谨以此书献给我的外婆。我将永远跟随她的脚步，分享她在我身上发现的所有惊人天赋。

我衷心地希望，各位读者不仅能够收获优质的睡眠，还能因此收获更加幸福、健康、成功的人生。

目录

Contents

前言
Preface

睡眠的含义亟待重新定义。睡眠并不性感。虽然我们大多数人觉得少得可怜，但睡眠仍是生活中不可或缺的一部分，大多数内科医生和公共卫生官员会忽视睡眠是最佳健康状态的要素。睡眠就像是一件不用费脑子的平常事，几乎没人会多在意。直到现在，人们的看法才有了改观。

事实证明，睡眠可以强化 / 削弱人们减肥的能力，延缓衰老，预防癌症，让表现更优秀。那是因为，大多数激素的产生都是受睡眠控制的。睡眠是人体昼夜节律的一部分。也就是说，睡眠是一个以 24 小时为周期的重复行为，受到昼夜周期变化的环境影响。人体中至少 15% 的 DNA 是受昼夜节律控制的，其中也包括人体的修复机能。

你也许跟自己说：“没事的，莎拉医生——我会吃一片安必恩[1]，早上打电话给你。”只可惜，药物不是解决问题的办法。有三项重大研究表明，即

[1] 一种治疗失眠的处方安眠药。

使每次只吃一片安眠药，每年吃 20 次，也会提升死亡率。此外，即便你吃了最喜欢的处方安眠药，睡眠时间也只会比原来提升三四十分钟，还不一定是优质睡眠。换句话说，睡眠质量差通常不是单一原因造成的，因此，吞服处方药不是有效的解决办法。

我们需要一种更通用的解决方案。这就是肖恩 · 史蒂文森的研究领域。

两年前，我第一次见到肖恩。那时，他是我播客上的一位来宾。听到他的声音，我暗自想，一位健康专家该有多酷。我试着把他算作营养学家或教练员，但他不是那种类型。我听他讲小时候的精彩故事。对任何一个孩子来说，他的成长环境都是最残酷的。我震惊于他十几岁的转变故事，并想了解更多。

我们看到，肖恩克服了拥挤拮据的城内生活，领到了学校的奖学金，即将成为一位前途无量的运动员。可他不知道，上天会早早地关上这道门。当时，他正在跟教练进行一次 200 米计时赛的田径训练。当他从弯道拐到直道时，突然弄断了盆骨。没有外伤，没有摔倒，只是因为全力奔跑。几年后，他才 20 岁的时候，最终确诊患上骨骼退化和椎间盘病。他在 L4、L5/S1 有两处椎间盘突出。医生告诉他：不要再参加竞技比赛了，谁都无能为力，他下半辈子只能靠药物治疗了。

肖恩迎来了一个转折点。他认为，传统医学的建议还不够充分。于是，面对诊断结果，他以一个短跑选手的固执和专注，摸索出功能医学的关键原则：如果人体没有必备的原料，就无法实现组织生成和再生；你不能指望一位心地善良、却不给你希望的健康专家。在功能医学中，我们所谓的多效解决法，是指解决营养、锻炼、应激反应、人机关系和自我保健的一种方法。（功能医学，也就是我现在从事的、解决病症根源的系统医疗护理。）

他开始改吃有机食品，提升体内微量营养素的密度。他不喜欢吃蔬菜，就通过榨汁汲取营养。也许，最重要的是他改善了睡眠。6 周后，他体重减掉了 28 磅（1 磅 =0.4536 千克），痤疮和慢性关节痛都消失了，精力变得空前旺盛。9 个月后，医生不可思议地盯着他的核磁共振扫描结果：肖恩的两处椎间盘突出痊愈了，椎间盘之间也重新生出了润滑液。他的个子甚至还长了半英寸（1 英寸 =2.54 厘米），完全逆转了骨骼退化病。

肖恩意识到，只有依靠自己，才能迈出前几步，获得我们期待的健康。他向我们展示了具体该怎么做。

睡眠期间会释放生长激素，让身体维护和修复肌肉，减少腹部脂肪。睡眠可以提供大量脑脊髓液，移除与神经退化相关的破坏性分子，从而有助于强化记忆，从根本上改变大脑细胞结构。

如果一个人睡眠质量差，不仅会有黑眼圈，还会对个人产生巨大影响。你可能闷闷不乐，不想走动；你处理关键关系和照顾孩子的能力会受影响；你的工作效率会下降。一种关键的应激激素——皮质醇水平升高——你会因此吃得更多，造成腹部脂肪堆积。你的甲状腺功能会减退，胰岛素也不起作用，造成血糖紊乱。你无法清除脑部的黏性物质和心里的郁结。受睡眠不足的时长和强度影响，你患癌的风险会达到以前的 4 倍，患糖尿病、代谢综合征和心脏病的风险也会提高。

本书中的小贴士将帮你改善睡眠，让你获得以下益处：

- **皮肤更健康，外表更年轻**
- **促进情感焕发新生，优化人际关系**
- **降低中风及心血管疾病风险**

- 减少意外事故发生
- 减少炎症
- 提升免疫机能，降低患癌症与感染病的风险
- 维持激素平衡
- 提升减肥速度
- 缓解疼痛
- 强化骨骼
- 降低阿尔茨海默病和认知减退的患病风险，增强记忆力
- 延长寿命

我强烈建议各位跟着肖恩·史蒂文森一起改善睡眠。肖恩是我心目中的好朋友、好同事。我了解的他既能用冷静直率给人激励，又能用学术的视角教人知识。两者的结合让他在嘈杂的卫生保健领域独树一帜，形成领先、新潮和重要的一派。肖恩比大多数人都明白健康的重要性，因为他不甘于永远做被动的接受者。他性格坚强，态度诚恳。无论预后[1]情况如何，他都希望各位找到最佳的解决方案，因为亲身经历告诉他，一切预后都是可以战胜的。所以，好好改善你的睡眠，你将提升健康和生活水平。

莎拉·戈特弗里德医学博士

加利福尼亚州伯克利市

[1] 根据病情发展过程和后果，预计其发展变化和最终结果。

自序

Preface

睡得好跟擅长棒球、公共演讲不一样。你睡得再好，也赢不了任何奖品，得不到任何人的夸奖。睡得好往往是非常私人的事——除非你睡眠差到开始影响生活的其他方面。

当我走到大街上，体重和健康问题一目了然时，睡眠给我带来的困扰开始变成一件公开事件。然而，它在许多方面仍是不为人所知的。所有人都看到我体重上涨，看到严重健康问题给我带来的痛苦，却看不到我每天夜不能寐的挣扎。只有我一个人在沉默的痛苦中煎熬。不过，幸运的是，我在黑暗尽头看到了一丝曙光。

如果不是先改善了睡眠，我不可能恢复健康。我经历的痛苦，让全世界许多人改善了夜晚睡眠。有时候想一想，似乎这一切都不太真实。尽管我经历过一些极端艰难的时刻，也不会把个人经历推销给全世界。经过一段时间，我已经明白，正是因为有伟大的“过来人”走在前面，才教会我们如何快速渡过难关。如果不是他们经历的痛苦，我们还要走许多弯路。

我们都是有故事的人。我的故事绝不仅仅是改善睡眠这么简单。你会在本书中发现，我们的睡眠质量或睡眠不足受到饮食、锻炼、压力水平和许多其他生活方式相关因素的影响。我跟其他人一样，在很小的时候就形成了自己的生活习惯。我希望各位听完我的故事，将这些经验付诸实践，最终获得不可思议的好身体和梦寐以求的好睡眠。

妈妈生我的时候年龄很小。所以，在 6 岁以前，我是跟外婆一起生活的。她教会了我学习、自信和无私的爱。同时，她还培养了我今后几十年的饮食习惯。

虽然外公会出去打猎和钓鱼，但外婆为了让我开心地“吃光盘子”，还是会在园子里种菜。她大多数时间会给我吃薯条、三明治、炸鱼条、芝士通心粉和圆形意面罐头。我偶尔也会吃些西蓝花（前提是要蘸点芝士！），任何我不喜欢的“奇怪食物”（比如说，不用盒装的东西），她都不会强迫我吃。我知道她非常宠爱我，可我挑剔的味觉却成为早早得病的根源。

大概 7 岁的时候，我带着同样的习惯，搬到了市中心的妈妈家里。可是，妈妈和继父却会强迫我吃东西——他们大喊大叫，威逼利诱，只会加剧我对新口味的恐惧感。

这时候，我接触了在外婆家见不到的更多食物，比如说快餐和糖果，就像美梦成真了一样。我可以跑到街角的商店里，拿零花钱买“一分钱糖果”。我甚至可以花一美元买一百块糖！我感觉自己是世界上最有钱的孩子。我徜徉在糖果的海洋里，就像唐老鸭生活在钱堆里一样。

以前，外婆偶尔会带我吃快餐，可现在我随时随地都吃得到。之所以吃快餐，一方面是因为价格实惠，在我们的承受范围之内。另一方面是省事，这是主要原因之一。因为，妈妈和继父为了养家糊口，需要努力工作，并且工时很长。

等到上小学的前几年，我已经从两种家庭环境中学到了很多东西。我从妈妈身上学会了如何生存。我学会了如何白手起家。我学会了无论前一天发生了什么，第二天都要起床上班，承担起自己的责任。

外婆教会我的东西则深深影响着我的其他方面。我真正意识到学习的价值，非常喜欢倾听老师的授业解惑。整个上学期间，我获得了许多学业奖学金。我搬到妈妈家以后，意识到毒品和酒精对整个社区的负面影响（尤其看到对我家的影响）。我深刻地意识到，我不想过什么样的生活。我要以自己的方式，活出健康的生活（虽然我不知道健康是什么，但我知道健康不是什么）。

我努力躲开毒品和酒精，在学校争当优秀，一切都进展顺利。但是，我的饮食选择和每天的营养缺乏开始产生负面影响。第一次危险信号出现在我 15 岁的时候。我是一名水平较高的运动员，学习了两个体育项目。在美式橄榄球赛季开始前，我在 40 码（1 码 =0.9144 米）冲刺[1]中能跑到 4.5 秒。当时，我已经为田径赛季做好准备，想看看自己能达到什么水平……可惜，真是人有旦夕祸福。

有一天，我和教练正在进行 200 米计时赛的田径训练——田径场上只有我跟教练——当我从弯道转向直道时，突然弄断了盆骨。

没有外伤，没有摔倒，只是因为跑得太快。我当时不知道怎么回事，以为大概只是肌肉撕裂。可是，当我去看理疗师时，他给我做了 X 光检查，上面显示有一块肌肉分离悬空。我出现了肌肉拉伤，受伤的还有一部分髂嵴（髂骨翼的上缘）。

[1] 40 码冲刺，主要为了测量美式橄榄球运动员的速度和加速度。

我经过了一套标准治疗：超声检查、把腿部架空、吃些非甾体抗炎药（消炎镇痛药）。这感觉还不错，因为我得拄着拐杖走路，有几周可以早点下课。可是，所有人都在问：一个 15 岁的孩子，怎么会弄伤了盆骨呢？这种事通常是年龄大的人才会遇到的。老年人也很少会先摔倒才弄断盆骨，通常是先弄断盆骨才摔倒。这种事怎么会发生在我身上呢？

在那之后，我很快又受了十几次小伤。最后，到我 20 岁的时候，被诊断患有骨骼退化病和退行性椎间盘病。好心的医生提醒说，这种病没有治愈方法，也没好转的希望。

给我做核磁共振的第一位医生拿来脊柱扫描结果，告诉了我诊断结果。我乐观地问："这病怎么治？"

他有点遗憾地看看我说："孩子，这病是治不好的。你长了一根 80 岁的脊柱，什么也做不了。我们会用药物控制，但这病要一直跟着你了。我很抱歉。"

我带着沮丧和困惑，离开了医生办公室，接下来几天、几周和几个月准备迎接越来越恶化的病情。

这肯定是我一生中最黑暗的时刻。由于走路困难，还在上大学的我没法去上课。只是走一小会儿还好，可我每次都要坐下来或躺下来，才能再次站起来。我还要忍受腿部电震般的击打，疼得我浑身抽搐。尴尬和疼痛甚至让我不敢站起来。

两年半过去了，我体重涨了大约 50 磅。自从听了医生的建议，卧床静养，减少活动后，我体重不断飙升，还像上学时候一样吃饭，熬夜玩"麦登橄榄球"视频游戏。（需要特别指出的是：我成了"麦登"高手。）

我继续寄希望于下一位医生，可是谁也没有带给我希望。永远都是老样子：吃药、卧床、“我对你的遭遇表示遗憾”。然后，一天晚上，一切都改变了……

✦ 第二次机会

在大学一居室的公寓里，我坐在床边，手里拿着药瓶。每天晚上，我都得吃药才能睡着。因为，即使在床上翻下身，都能把我疼醒。

我盯着药瓶，脑海中突然闪现出外婆的形象……

她总说我很特别。她跟妈妈一样，告诉所有人我会大有作为。她俩都相信我，可我自己却失去了信心。

那一刻，我意识到，我把所有希望都寄托在医生身上了。虽然医生都是好意，可却不了解我的状况。我到底能做什么，最终也不是医生说了算。

那一刻，我的一生改变了。那一刻，我下决心恢复健康，这是大多数人压根都没尝试过的。大多数时间里，我们只是希望、期待和尝试着改善现状。即使我们有时会祈祷，却没有把祈祷变成现实的意识，而这种意识就是信念。

“决定”（decision）一词源于拉丁语中的“从”（de）和“裁剪”（cider）。因此，当你真心决定了某件事，就会一心扑在那件事上，而“裁剪”掉其他任何的可能性。除了你决定的那件事，你没有任何其他选项。无论发生什么事，你都要坚持下去，不惜一切地把梦想变成现实。而我的梦想就是健康。

✦ 转折点

我天性喜爱钻研。我想弄清一件事的原委，而不局限于表面的事实。我不仅仅会依赖于自己的新决定和新灵感。我制订了一个计划，主要想弄清楚三件事。

说不清为什么，我问了最初给我诊断的医生，我这种情况跟饮食有没有关系。或者，换一种锻炼方式有没有用。他看了看我，就像我来自另一个星球一样。他说："这跟你吃什么没有任何关系，锻炼也没用。"然后，他开了方子让我吃点药，反正永远跟我的想法不一样。

如果要我每天都吃药，我吃什么当然很重要！进入我体内的一切东西都很重要！

于是，带着这样的直觉，我决定开始改变饮食习惯。你们也能想象得到，我当时吃得最多的就是甜甜圈和比萨。因此，改变饮食习惯可没那么容易。我要先易后难，先从自己做得到的开始：我戒掉快餐，开始自己做饭，直接提高食材的营养。

我不再从快餐店买汉堡、苏打水和油炸食品，而是开始购买饲草牛的肉和有机微波煎炸食品，尽量多吃素食（通常吃西蓝花也不加芝士）。我把苏打水、奶昔换成了白水，好像喝水能赚钱一样。

我发现，这样小小的调整，也能带来大大的改变。我的炎症少了，精神好了，连体重也破天荒地下降了。

饮食习惯调整后，产生了这样的效果。这是因为，通常以谷物、玉米和大豆为饲料产出的牛肉组织中，含有较多的 Ω-6 脂肪酸（促进炎症）和较少的 Ω-3 脂肪酸（抑制炎症）。多项研究也表明，这类牛肉的患病危险指数更高。因此，饲料中通常会加入抗生素，更别说为了提升奶肉产量而加入激素了。

这听着正常吗？

牛是一种食草类反刍动物，已经进化了上千年。牛的食物是草，当然也可以是别的。但是，一旦自然饲料和人工饲料的比例发生倾斜，牛就会像人一样生病。然后，我们又食用了牛肉。你这会儿开始看到问题的症结了。因此，有一点要记住：不仅仅是“你吃什么，你就是什么”，还有“你的食物吃什么，你就是什么”。

我像发疯一样开始研究，看看我的骨骼和椎间盘到底由什么组成，怎样才能让它们恢复健康。我开始研究健康，而不是疾病，并被自己的发现震惊了：含硫氨基酸、二氧化硅、多糖、镁，甚至是维生素 C 对我的组织健康至关重要。我从快餐类饮食中吸收不到以上任何物质，顶多就是巴氏消毒橙汁和牛奶中“添加”的维生素 C 和钙。也就是说，经过高温处理后，橙汁和牛奶中原有的许多营养成分遭到破坏，再以人工合成的方式添加回去。

我改善食材，找到了富含营养成分的食物。如果我不喜欢那些食物的口味，就榨汁或制作美味的冰沙。

要明白一点，身体为了实现自我重建，需要你补充必要的原料。如果你不给身体提供组织再生所需的营养，它到底要怎么正常运转？我面对的是慢性退化病。我在 15 岁前还没出现明显的症状，本身已经是个奇迹了。在改变饮食习惯前，我体内缺乏维护健康的许多营养。但是，我要改变的不只是饮食这么简单。

✦ 多管齐下

饮食步入正轨后，我又开始锻炼了。这一点也不疯狂。我只是一天天地循序渐进。我一开始是骑固定单车，然后开始散步、小跑、举杠铃，一直到可以做许多“常规”活动。想要恢复健康，身体确实是需要活动的（就像我现在这样）。即使从饮食中摄取了大量营养，却需要通过身体活动才能吸收。

在寻找原因的过程中，我偶然看到一篇关于赛马的研究。如果一匹赛马骨折了，就要好吃好喝伺候，以改善马匹的骨密度。在这项研究中，研究人员在普通饲料中加入营养品，发现马匹的骨密度出现了极小的提升。然而，研究人员发现，在普通饲料和营养品补充的同时，再开始遛马，马匹的骨密度出现了显著的提升。

我明白了！健康饮食加适量运动，就等于大大提升了我康复的机会。不过，还有一个被我忽略的因素……

我开始关照被忽略多年的身体后，自然就形成了早睡早起的习惯。第一，随着各种变化的出现，我再次对生活感到兴奋。第二，由于白天的锻炼和营养吸收，我迎接了许多改善，身体也开始需要睡眠。我开始意识到，睡眠是多么重要。不过，直到多年后，我开始临床实践时，才意识到睡眠究竟有多大的魔力。

你会发现，人体大部分是在睡眠中痊愈的。我发现，我改善健康的最大秘诀，就是改善睡眠质量。于是，这也就形成了我改变一切的三大健康秘诀：充分的营养、适当的锻炼和充足的睡眠。

在床边做完决定的 6 周后，我体重减了 28 磅，精神状态完全变了。最重要的是，在过去的两年半中，我每天都在忍受的疼痛不见了。

我有点震惊。我是说，这怎么可能呢？但是，回想我做的努力，这一切都是有道理的。人体其实是“用进废退”的。如果你的一只胳膊打上石膏，肌肉和组织都会萎缩。好吧，我之前是给整个身体打了石膏——我像从心里把自己封锁起来一样，整个人毫无力气，几乎一动不动。我害怕活动。

可是，当我忘掉恐惧，按照基因的需求活动起来，再次对身体负责时，我仿佛打碎了石膏，不仅回到原来的生活状态，甚至比以前活得更好了。

✦ 特别的开始

在此期间，我还在照常上课。教授和同学们都开始问，我都做了些什么。我记得，我走出教室时，老师拦下了我。他看了看我的眼睛说：“怎么回事？你看起来身体很健康！”说得好像我发生过一场意外似的。

我不只像个减肥成功的人，而且整个人看起来精神饱满。我皮肤有光泽，身体强壮，走起路来自信满满，这是许多人都没见过的。我之所以走得自信满满，是因为我还可以走路——我发现，事情总能迎来转机。

在做完决定 9 个月后，我回到最近看的医生那里，做了一个脊柱扫描。他手里拿着片子，抬起下巴盯着看，就像看不完了似的。他转过身来说：“无论你在做什么，继续坚持下去。情况看起来不错，我的朋友。我以前没见过这么好的效果。”我的两处椎间盘突出（L4 和 L5/S1）自己缩回去了，一些“润滑液”也回到了我的椎间盘里。

我告别了医生，仿佛重获新生一样。我知道，我经历的一切都是为了更大的目标。

我大学的同学、教授和员工都开始找我帮忙。我的事业就这样开始了。我成了一名认证的体能教练，把我剩余的大学课程都变成了健康类课程。

从那时开始，我开始和几千人一对一交流。这时候，还有几十万人直接通过图书、项目、研究会、主题演讲和我人气最高的播客学习。我影响的人群在一天天地扩大。我非常感谢自己经历的一切，无论如何都不会改变。有时候，正是经历了艰难时刻，才能发掘出最好的我们。我的经历让我帮助了那么多人。事实上，感谢这个词甚至都不能表达我的感受。

我想把这个故事分享给各位，是因为可以从中学到很多。最重要的是决心。这是一种让你全力以赴的力量。当你发挥内心的力量，觉得“无论如何，什么都不能阻止我！”的时候，就会做出奇妙的改变。无论是改善睡眠，还是改善生活其他方面，都会面临一些挑战。但是，只要你利用好决心的力量，就能克服挑战。

第二是营养、锻炼和睡眠的力量。你几乎要自己决定体内细胞和组织结构。你放在餐盘里的食物不仅影响着你整个人，还会影响你的每一部分。决定权就在你那双手上。

锻炼不等于平坦的腹部和六块腹肌。当然，这些是锻炼的一部分。但是，锻炼的含义远不止如此。锻炼可以从根本上提升营养物的吸收。更重要的是，锻炼有助于代谢废物的排泄，促进淋巴系统运转，将有毒废料排出体外。

更进一步说是运动，而不只是锻炼。一般人每天大概会锻炼一小时，可剩下的 23 小时呢？每天锻炼一小时的人只比根本不锻炼的人活跃 4%。当然，那 4% 也很重要。但到了今天，决定过上运动和健康的人生，已经不是一个选择了，而是基因对你的期待。

睡眠会让效果翻倍。在你允许的情况下，睡眠将会以一种奇妙的方式，放大食物和运动的效果。这就是本书的主要内容。

在本书中，你将发现许多得到临床证明的技巧。这些技巧帮助多少人迎来了人生中最美好的睡眠。你会清晰地发现，为什么睡眠对改变身体机能、提升健康水平，甚至提升生活满意度和成就感意义重大。你的睡眠质量和生活质量息息相关。在追求完美生活的过程中，学会聪明睡眠法将会是最重要的因素之一。祝您每晚的睡眠都有好梦，每天都健康快乐，诸事顺利！

导论

Introduction

睡眠是一种秘密武器。

你的精神、情绪和身体无一不受到睡眠质量的影响。

我们面临的一大挑战是，在当今快节奏的世界，几百万人长期饱受睡眠不足的困扰，并遭受睡眠质量低带来的危害。

睡眠不足的后果也不太乐观。简单举几个例子吧，比如可能引发免疫系统障碍、糖尿病、癌症、肥胖、抑郁、健忘等。许多人没意识到，他们遭遇疾病和外在问题，其中的原因之一就是持续的睡眠问题。

多项研究表明，仅仅一晚的睡眠不足，你就会像 2 型糖尿病患者一样，出现胰岛素抵抗现象。这会直接导致衰老加速、性欲下降、体脂储存超过预期（别说你不是这样）。这样过几周、几个月，甚至几年后，你就明白为什么睡眠不足后果这么严重了。

一项发表于《加拿大医学会》杂志（*Canadian Medical Association*

Journal）的研究表明，睡眠不足与减肥困难有直接的关系。测试对象被放在同一个锻炼与饮食项目中。但是，睡眠不足组（每晚睡眠少于 6 小时）减掉的体重和体脂始终低于控制组（每晚睡眠多于 8 小时）。人们为了永远甩掉脂肪，开始补充营养和加强锻炼的时候，是不是忽略了高质量睡眠这个因素呢？

在第十一章和第十三章，我们将探索“睡眠—体脂”的关系，并给出获得最佳体形的具体策略。快来学习秘籍吧！

还有一些研究显示，睡眠不足容易引发阿尔茨海默病、癌症、抑郁，甚至是心脏病。被《睡眠》（*Sleep*）期刊引用的一项研究对 9.8 万人进行了为期 14 年的跟踪调查。结果发现，每晚睡眠不足 4 小时的女性，过早死于心脏病的概率是普通人的 2 倍。

这并不是说男性就没事了。男性其实更容易死于心脏病。但是，如果再加上睡眠不足的问题，就真的很严重了。世界卫生组织发布的一项研究对 657 名男性进行了为期 14 年的跟踪调查。结果发现，睡眠质量低的男性得心脏病的概率也是普通人的 2 倍。而在研究期间，他们得中风的概率甚至比普通人高 4 倍。

心脏病是世界上死亡率最高的疾病之一。想要找到一个解决方案，最重要的一步是揭开睡眠的神秘面纱，认识到睡眠不足是造成许多健康问题的原因之一。

✦ 记住，你不是一个人

以现状来看，60% 的美国人说，他们每天晚上（至少是每隔一天）都有睡眠困难。在发达国家，失眠是一种常见现象。有证据显示，相比一个世纪以前，西方人每晚的睡眠平均减少了 1.5~2 小时。我们“忘了”作为人的一些天性，这已经成为一个长期的话题。

我也是经历将近 10 年的临床实践后，才真正看清了睡眠的意义。每一天，我都看到，人们听了我的营养和锻炼建议后，取得了不可思议的成效。我对此心存感激，并为客户开心。但是，还有一件实实在在的烦心事在困扰着我。

一部分人似乎全部按计划进行，却也达不到其他人的效果。我对此耿耿于怀。他们保持极其健康的饮食习惯，保持锻炼的状态（通常锻炼超量），可似乎仍然无法实现优化激素功能、平衡血糖水平、降低自身体重等主要目标。他们的热情和坚持完全是徒劳，最终会陷入习惯性无助的状态中，甚至直接放弃一切。

多年来，我都无法破解这个谜题。最终，我开始做一些深入的研究，考虑一些日常生活因素。

✦ 都是基因惹的祸

许多人不知不觉中相信了基因控制的说法——尤其认为，基因控制着人体的一切。我有得心脏病的基因。我有得关节炎的基因。我有一些顽固的肥胖基因，不让我穿上紧身牛仔裤！

虽然基因在健康中扮演着重要角色，但基因绝不是问题的起源或结果。有一种新兴科学领域叫“表观遗传学”（epigenetics），用一种全新的方式研究人体的基因表达。epi 意为“在……之上”，epidermis（表皮）就是皮肤上面的那一层，或皮肤最外边的部分。表观遗传学就是研究基因控制之上的学科。目前的发现也很有意思。

事实证明，跟许多人想法不同的是，基因不会直接控制我们的健康、外表和个性。我们的基因像是一幅蓝图。在蓝图之下，我们的身体结构如何，还有许多不同的选项。成千上万小时的基因研究发现，人类一共拥有 2 万 ~2.5 万种基因。就是这样！

这个范围是从最初的 10 万多种基因降下来的。随着基因发现方法的改善，这个数字可能还会下降。于是，问题来了，如果我们一共拥有 2.5 万种或更少的基因，我们到底为什么外表差异那么大呢？为什么我们的健康水平不同？为什么我们的生活方式不同？

简单说来，我们生活的每一秒钟，我们的环境、我们的生活方式、我们有意或无意做出的决定，都在决定着我们表达哪些基因。我们都有得病的基因，但有些人从来没得过病。我们都有身体健康和功能正常的基因，但有些人几乎没有看到这种情况。

今天，我们必须具备足够的能力，了解自己其实对健康体现方式具有巨大的影响。你如果仔细想想，这其实真不算什么新鲜事。我们知道，如果一个人不是每天抽一包烟，往往会表现得更健康。一个人的抽烟习惯带来的生理变化，是一种不同的基因表达。基于每天抽烟的决定，这甚至表现为一种基因突变。没错，事实跟听起来一样严重。

我们还知道，食物会大大改变我们的外表和感受。有一种叫“营养基因组学”的新兴学科，研究人吃下的每一口食物如何影响基因表达。好了，我们把表观遗传学扩展到了睡眠领域。睡眠质量可能是人类外表和感受最有力的影响因素。

一项发表在《最新神经学与神经科学报告》（*Current Neurology and Neuroscience Reports*）上的研究发现，睡眠在我们的 DNA 和 RNA[1] 功能中扮演着重要的角色。研究显示，“这些表观遗传学技能显然受到生物钟的约束”。研究观点概括认为，你的睡眠将决定身体输出的“副本”质量。睡眠可以决定你的身体输出的是性感尤物，还是丑八怪。我们最终都要做出决定。

在实践中，我开始针对每个人进行分析，帮他们找出表面现象下潜藏的表观遗传学影响。我问到工作、人际关系，以及从早上起床到晚上躺下的习惯。做完这样的分析、血液检查和激素检查，有件事变得豁然开朗。所有锻炼效果不好的人都面临两大问题之一：睡眠不好或压力大。大多数时间里，他们同时面对两个问题，因为睡眠不好跟压力通常是相伴随的。

他们接触到几十种压力管理练习方法。但是，除了千篇一律的“8 小时睡眠”建议，几乎没有什么方法是用于改善睡眠的。我知道，这不是唯一的解决方法。因为，许多人睡够了 8 小时，醒来后还是觉得身体困倦，每天无精打采的。于是，我下定决心寻找一些方法，从根本上改善他们的睡眠质量，而不仅仅是增加睡眠时长。当他们把这些策略付诸实践时，就好像一下子打开了水闸。他们一直费力想获得的成果，突然变得不费吹灰之力。我很清楚，数据显示了优质睡眠的意义。但是，只有身临其境，才能改变人生。

我的病人用到的许多临床策略，都在本书中有所提及。有意思的是，我真的没叫他们多睡，只是让他们学会聪明睡眠法。他们的睡眠质量获得了根本改变，最终带来身心的巨大改观，甚至是人生的成功。

---

[1] RNA，即核糖核酸，存在于生物细胞以及部分病毒、类病毒中的遗传信息载体。

✦ 我们该期待什么

在一个工作过量、压力过大的社会，最重要的就是关注睡眠不足的相关问题。本书虽然也会谈到睡眠问题的消极影响，但重点是帮你从今晚起就改善睡眠，第一时间解决长期困扰你的问题。

可是，你的工作表现如何？工作效率和工作质量如何？

一开始，我们可能以为，多干活少睡觉的效率更高。相关研究得出了100% 准确的结论：如果你睡得不好，会出现反应迟钝、创造力下降、压力提升，最终工作效果不佳。从根本上说，你只能调动很小一部分能力。我们会在第一章做进一步探讨。所以，好好等着吧，我会为你揭开睡眠（或睡眠不足）对大脑影响的真相。

爱尔兰有句老话，"开怀大笑和睡个好觉是一切的良药"。我承诺，本书将提供实实在在的策略，帮助各位获得最好的睡眠。你会开怀大笑，你会认真思考，你会精心打算，你会把策略落到实处，你会看到这一切带来的生活转变。

你应该获得健康、快乐和生活的满足。优质睡眠是非常重要的一环，本书将是帮你达成目标的关键。

本书将给出 21 条睡眠策略，帮各位即刻改善睡眠质量。你可以根据自己的目标和生活方式，采用其中一条策略或所有策略。作为特别奖励，本书末尾还有一份 14 天睡眠改造计划，帮助各位做好一切准备，获得最佳的效果。

睡眠研究的倡导者、顶级权威和医学博士威廉 · 德门特说："如果你的睡眠不健康，你也不会健康。"

没有比这更实在的建议了。在接下来的多年里，这 21 条睡眠策略都会为你带来优质睡眠。

第一章

了解睡眠的价值

这一章的主题有点不寻常，不过可能是最重要的。许多人忽视了充足的睡眠，是因为没有真正了解睡眠能带来的好处。一旦你了解到优质睡眠的好处，就会充满热情地把这些策略付诸行动。

那么，什么是睡眠？睡眠为什么很重要？

好吧，定义睡眠其实很像定义人生。谁也不是完全理解它。如果你试着解释它，你听起来更像是个阿甘[1]，而不是举世闻名的学者。（人生就像一盒巧克力……睡眠就像在装死。）

《免费词典》（*The Free Dictionary*）对睡眠的定义是：一种身心正常的休息周期状态，表现为双眼通常是闭合的，意识的全部或部分中断，身体动作减少和对外界刺激的反应降低。

这听起来有些古怪。不过，最重要的部分就是，睡眠是一种身心正常的休息周期状态。如果你不睡觉，就完全不正常。没人喜欢不正常的人。

更重要的是，要了解睡眠带给你的许多好处。通常情况下，人在清醒时处于分解代谢状态（异化作用），在睡觉时处于合成代谢状态（同化作用）。睡眠是一种升级版的合成代谢状态，能加快免疫系统、骨骼系统和肌肉系统的生长与恢复。

[1] 阿甘，电影《阿甘正传》中的主人公，由汤姆·汉克斯饰演。

优质睡眠可以增强人体免疫系统，平衡体内激素，加快新陈代谢，提升身体活力，改善大脑功能。如果身体没有获得充足的睡眠，你就永远得不到想要的身体和人生（我再强调一遍，是“永远”）。

在我们的文化中，睡眠根本没有受到过多少尊重。事实上，我们通常的想法是，为了取得成功，就要多干活少睡觉，甚至认为“死后自会长眠”。所以，我说睡眠没受到尊重都是轻的。

努力工作无疑是成功的重要条件，但同样重要的是聪明地工作。在当今世界上，太多人一心扑在工作上，不分昼夜地透支体力，却意识不到工作质量已经大打折扣了。研究表明，只是缺觉 24 小时后，到达大脑的葡萄糖含量就会整体下降 6%。简单翻译过来就是：你的脑子变迟钝了。

所以，当你睡眠不足时，你会想吃糖果、薯条、甜甜圈及其他含淀粉的甜食。身体在强迫你尽快补充大脑所需的葡萄糖。这是一种与生俱来的生存机制，是我们基因里固有的机制。因为，在渔猎时代，脑力不足可能就等同于被猛兽突然咬死，或者狩猎能力持续下降，无法获取生存所需的食物。到了今天，只要走到冰箱前，就能避免身体对更多睡眠的需求。但是，这些应激机制仍然存在，现在正在你体内起作用。

真不敢相信，我昨晚那么做了

在睡眠不足会导致“大脑疲劳”的发现中，最有价值的一点是，葡萄糖的减少不是平均分配的。你不睡觉的时候，大脑顶叶和前额皮质其实会失去 12%~14% 的葡萄糖。我们最需要用这些大脑区域来思考问题、区分观点、掌控社交和明辨是非。当你熬夜很晚，不知道自己是不是头脑清醒时，有没有做过差劲的决策？你有可能这么干过。

这不能全怪你。要怪就怪一个迟钝版的你劫持了你的大脑（而且，那个你的魅力也稍微有点下降）。

当你睡眠不足时，不知不觉中会在毅力和身体之间设置一场铁笼赛。当然了，你可能决心吃得更健康，做更多锻炼，甚至选择更好的社交关系。但是，当前额皮质开始停工，只要你吃过薯条、含糖谷物和冰激凌，大脑就知道能从这些食物中快速摄取葡萄糖，就会去寻找它最需要的东西。你的毅力这会儿像被上了柔道的十字固[1]一样，整个身体会逼着你找出这些食物。

接下来你也知道了，你会塞下一整袋芝士泡芙，留下油腻腻的手指；或者，你会眼巴巴地盯着空杯里最后那点冰激凌。你会带着失望和挫败埋怨自己，却没发现一开始就注定了失败。当你疲惫的时候，你就不是原来的状态。好吧，至少那不是你最好的状态。在不经意间，睡眠不足会暗中打击你。

学会更聪明的睡眠方法，就可以为自己创造便利条件，随性地做出健康的选择。想要获得这样的成果，你会获得一大堆小贴士和策略。不过，我们首先要看看困倦的大脑对你下半辈子有什么影响。

[1] 十字固是柔道中的术语，英文原文为 armbar，意为把手臂固定住。

让实验说话

美国睡眠医学会（American Academy of Sleep Medicine）发表的一项研究发现，在对学业表现的决定方面，睡眠质量差跟酗酒、服用大麻一样。研究表明，相比睡眠健康的大学生，睡眠不好的大学生成绩差的可能性要大很多，甚至还会出现辍学的现象。

发现睡眠质量差与酗酒一样不利于学业，真是让人大开眼界。无论我们处在哪个阶段，学习都是人生重要的一部分。获取信息和保留信息的能力对我们的成功至关重要。

无论是在校园，还是在职场，我们通常以做事为借口牺牲睡眠。但是，要记住的是，“工作”和真正的效率之间有着巨大的差别。

放弃睡眠后，你绝对可以做更多工作。不过，你牺牲的是工作质量和工作效率。《柳叶刀》（*The Lancet*）上发表的一项研究观察了一组内科医生。结果表明，完成同样一项工作，睡眠不足的人比睡眠充足的人耗时长 14%，错误率高 20%。我们不仅做同一项工作时耗时更长，甚至还要花更长的时间回去收拾烂摊子。

如果你安排时间，先睡个好觉，可能比僵尸晃荡式的工作速度更快、效率更高。你会更有创造力，精力更旺盛，也更容易调动解决问题的那部分大脑组织。“死后必会长眠”的文化观念只会加速死亡的真正到来。睡眠不足对大脑的影响，只会让你还在享受的生活变成一场煎熬。

「你的大脑需要一次修复」

自人类历史有记录开始，哲学家和科学家都主张睡眠的真正意义。我们睡觉时处于一种奇怪的状态，对周围的世界毫无意识。所以，这也成为我们最容易遭受危险和捕杀的时候。从进化论的角度来看，你会觉得，如果睡眠会让生存更艰难，我们现在早该演化到不需要睡眠的状态了。

但是，现有发现表明，正是由于睡眠的存在，我们才不断发展、进化成现在这样不可思议的水平。睡眠不是进化的障碍，反而是进化的催化剂。

人脑是地球上最强大的结构。它让我们增强体质，建起摩天大楼；让我们发明汽车，发射宇宙飞船；让我们解开技术的力量，创建互联网；让我们揭秘人类 DNA 的力量，理解生命的意义。大脑可以对外思考任何新环境，分析过去，预见未来，并创造无限策略到达未来。

控制你身体每一项功能的，还有几十亿脑细胞。要知道，每个脑细胞都会像你整个身体一样运转。这些细胞会吃东西，会交流，会繁殖，甚至会产生废物。科学家们发现，想要满足对优质睡眠的关键需求，最大的影响因素之一就是废物排出的过程。

人体内存在着一个淋巴系统（lymphatic system）。它本质上是一个细胞废物管理系统，负责排出代谢废物和毒素，维持身体健康。然而，人的大脑中却没有淋巴系统。这是因为，大脑是一个由血－脑障壁控制的闭合系统，血－脑障壁决定着什么可以进入大脑，什么不可以进入大脑。在“细胞保镖”戒备森严的看护下，大脑就可以轻松远离伪装的伤害因素。

科学家发现，大脑其实拥有一套类似于淋巴系统的特殊废物处理系统。

它被称为脑部类淋巴系统（glymphatic system）——英文拼写中多一个“g”，是为了强调大脑中控制该系统的神经胶质细胞（glial cells）。

人类大脑的所有动态功能都会产生大量废物，都需要排出。废物排出其实是在为生长发育腾出空间。丢弃并回收死亡细胞，排出毒素，送出废物，对大脑功能起着关键作用。

罗切斯特大学医学中心—转化神经医学中心的研究人员发现了以上因素与睡眠之间的真正关联。在睡眠中，脑部类淋巴系统比清醒状态中活跃 10 倍。同时，人在睡眠状态下，为了更有效率地让废物排出，脑细胞大小会减少大约 60%。

人在清醒时大脑非常活跃，有助于学习、发育和提升表现力。因此，大脑会持续产出许多副产品，并主要通过睡眠的恢复作用排出。

如果你家的废物处理系统阻塞了，家里很快就会变得很脏。如果你睡得不好，脑部类淋巴系统失效，身体也会出现同样的结果。事实上，人们认为，阿尔茨海默病的根本原因之一，就是大脑无法排出有害废物。

别等困了才睡觉

从今以后，你要把睡眠列为重点了。关于这一点，我们刚刚只提到了冰山一角。

永远记住睡眠的价值。当获得必需的睡眠，你会表现得更出色，做出更明智的决定，拥有更健康的身体。睡眠不是我们需要逾越的障碍。它是一种身体所需的自然状态，可以增强激素作用，治愈肌肉、组织和器官，让身体免受疾病侵害，让理智达到最优水平。成功的捷径不是绕过梦境。只有你休息好了，才能工作更好，效率更高，完成内容更多。

睡眠小贴士 · 1

当你要接手一项重要任务、工程或活动时，提前制订一个日程计划，设计好如何获得理想的睡眠时间。通常情况下，这就跟设定时间表一样。但就因为它太简单了，往往被许多人忽略。

只要你觉得重要的，都要好好规划时间。尽量严格执行时间表。记住，如果你多一点休息，工作会完成得更好、更快。我们常常因为没有执行有效的计划，为了赶工作而牺牲睡眠时间。正如先哲本杰明 · 富兰克林所说："不做准备，就是在准备失败。"

睡眠小贴士 · 2

重新调配你的睡眠。不要把睡眠视为需要克服的障碍（你"不得不"做的事），把睡眠看成对自己的特殊款待（你"有幸"能做的事），并享受整个过程。

观念的一点改变，意味着真正改变的开始。把睡眠看成一种不可思议的放纵，就像是一份诱人的甜点、一次轻松的按摩、一次与某人的热情约会，或者你非常期待的一件事。“我今晚跟睡眠有个热情约会，我们正打得火热！”放下对睡眠的压力，让自己喜欢上它。你本来就工作得够用心了，用甜蜜的睡眠犒劳一下自己吧。这是你应得的。

好了，我们已经深入了解了睡眠的价值，现在该谈谈如何睡得更好的具体细节了。你将收获一些强大的工具和小贴士，为你一生带来酣畅淋漓的睡眠。一起来吧！

SLEEP SMARTER

第二章

白天多晒太阳

一夜好梦始于早上醒来那一刻。人类在进化过程中，伴随着一种可预测的昼夜模式，它通常控制着我们的睡眠周期。你的睡眠周期或者昼夜计时系统，很大程度上受白天日照量的影响。

白天多晒太阳有助于夜间睡个好觉，听起来好像不符合我们的直觉判断。但是，科学证明，事实确实如此。

身体的昼夜计时系统不只是空想。它是一种真实的、内在的 24 小时生

人体昼夜节律一览表

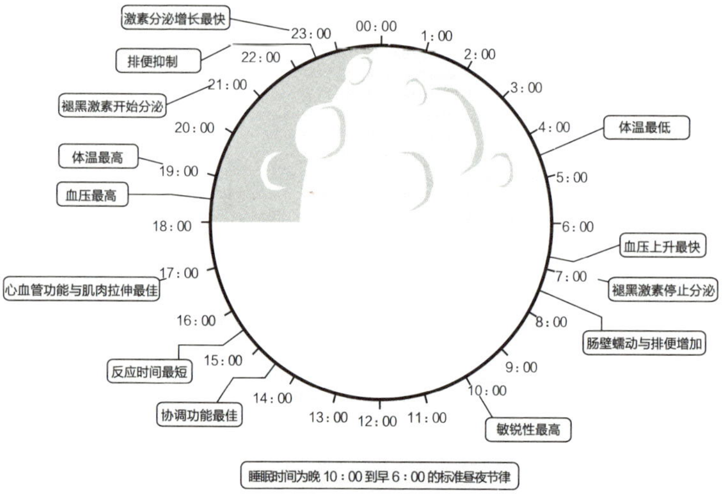

物钟，跟手机或手表上的钟点很不一样。一天中，在几个特定的时间点，你的身体会释放特定的激素。昼夜计时系统加上激素的定期释放，有助于控制人体的血压、食欲、精力、消化系统、免疫系统、脂肪利用率等。

昼夜计时系统是靠视交叉上核调节的。视交叉上核是大脑下丘脑中的一小组神经细胞。下丘脑被视为人体内分泌系统的中枢。它像主时钟一样，控制着身体的饥饿、口渴、疲乏、体温和睡眠周期。好了，现在你知道了，谈到睡眠的时候，你的大脑其实也要投入其中。

那么，晨光是如何改善睡眠的呢？光线其实是在发信号给下丘脑及所有相关器官和腺体，提醒它们“该醒了”。光线照射（尤其是阳光照射）会刺激身体，产生最高水平的白天激素和神经递质，用来调节生物钟。白天光照过少和晚上人造光照过多会影响晚间的睡眠质量。最受光照影响的重要混合物之一，就是强大的神经递质血清素。

开场

通常认为，血清素有助于产生快乐与幸福感。许多抗抑郁药物都运用了血清素对情绪和认知的突出效果。另一点值得注意的是，血清素对调节人体内部生物钟非常重要。

让大多数人惊讶的是，人体大约 95% 的血清素位于胃肠道中。血清素不会神奇地自动产生，而要受到饮食、活动程度和自然光照射量的影响。

人眼中含有特殊的光受体，将信息传到大脑中心（下丘脑的位置），刺激更多血清素的产生。当我们与自然和谐相处，生物钟正常运转时，每天都会经历这样的过程。然而，如果生物钟出了问题，人体没有获得足够的自然光，我们的血清素产生和健康状况都会面临威胁。

在《身心情绪解决方案》（*The Mind-Body Mood Solution*）一书中，临床心理学家杰弗里·罗兹曼博士表示："许多人没意识到，我们接受的光照不足，并因此遭受负面影响。由于人眼具备适应光照变化的杰出能力，我们往往意识不到，在屋里接受的光照有多么不足。在阳光灿烂的一天，室内的采光比室外少 100 倍。即使在多云天，室外也比室内亮 10 倍。"

那么，当几百万人整天坐在办公桌前，在办公室里窝一天时，我们该如何应对这样的信息？话说它真的重要吗？

最近，一项研究考察了日班办公室人员的睡眠质量，透露了一些惊人的结果。相比直接靠窗的人员，不靠窗人员接收的自然光会少 173%，并因此平均每晚少睡 46 分钟。报告显示，睡眠不足会导致身体疾病增多、精力下降、睡眠质量下降。

自然采光更多的办公室人员通常体力更旺盛，精神更欢快，整体生活质量更高。听起来好像血清素在起作用，对不对？其实，这只是冰山一角。

血清素不仅存在于肠胃中，还存在于血小板、中央神经系统，甚至是皮肤中。

在人类皮肤细胞的主要类型——人类角化细胞中，已经发现了血清素和血清素转运体，它们都会受到阳光照射的深远影响。人体皮肤从阳光中吸收的紫外光线，可以自动促进更多维生素 D 和血清素的生成。维生素 D 也跟睡眠健康有着重要的关联（我们在第七章会细谈）。不过，血清素和睡眠的关系怎么强调都不为过。这是因为，血清素的生成其实是晚上睡好觉的基本条件。根据美国实验生物学会联合会（Federation of American Societies for Experimental Biology）专家的说法，人类皮肤可以生成血清素，并转化成褪黑激素。

迷人的褪黑激素

想要获得完美的睡眠，褪黑激素真是扮演着明星级的角色。血清素相当于褪黑激素的伴唱，让细胞群准备就绪，让观众排队等候，开启一场伟大的睡眠表演。“你看过昨晚的褪黑激素表演吗？没有。我直接睡过去了！”

褪黑激素是由人体中的松果腺和其他组织生成的。松果腺和这些组织会向细胞发送信号，让人体准备睡眠。当室外变暗时，身体就会自然分泌褪黑激素。但是，如果不能在正确的时间获得适当的光线，我们的身体就会出问题。褪黑激素算不上真正的“睡眠激素”，因为它不会让你直接入睡。但是，你仍然可以认为“获得了良好的睡眠激素”，因为它有助于创造最佳的身体条件，让你获得出色的睡眠质量。

有些研究人员认为，褪黑激素与衰老相关。例如，少年儿童夜间的褪黑激素生成水平最高，会随着年龄的增长逐渐下降。褪黑激素与年轻、朝气相关，但会随着时间的推移而减少。这是必然的呢，还是由于我们没执行睡眠周期造成的呢？

即便褪黑激素的水平会随着年龄的增长而自然降低，一旦你掌握了更好的睡眠法，褪黑激素的水平就不会下降得那么显著。在以后的更多年中，你还可以睡得像小孩一样。记住，褪黑激素的生成和分泌受到光照的重要影响。阳光可以提供我们所需的自然光谱，有助于协调褪黑激素生成的周期。简单说来，你白天获得的阳光越多，晚上获得的光线越少，对形成神奇的睡眠模式就越有效。

“丑小鸭”皮质醇

你最近可能还经常听到另一种重要的白天激素，叫皮质醇。今天，皮质醇已经成为健康话题的一个重要流行语，因为它被标记为一种有问题的“应激激素”。人体内分泌与循环的 50 多种激素中，皮质醇被看成是“问题儿童”。

皮质醇会让你变胖！皮质醇会让你出现激素障碍！皮质醇会让你看不成最爱的电视剧！如果能摆脱皮质醇，一切都会好转（我们终会看见大卫·哈塞尔霍夫回归电视荧幕）。

其实，皮质醇根本不是个坏家伙。皮质醇对人体达到最佳健康和最佳表现是极其重要的。人体生成皮质醇是有原因的。真正的目的不是尽量减少皮质醇，而是形成健康的皮质醇生成节律，让它可以根据你的需求，获得理想的结果。

这可能跟人们的普遍描述不相符，但皮质醇其实扮演着超级英雄的角色。它可以提供你起床和活动所需的精力与活力，它可以让你保持清醒和警觉，它有助于提升你每天的体力、活力和注意力。皮质醇本身并没有危害。只有当皮质醇过多或过少时，才会产生问题。

自然疗法专业医生、《纽约时报》畅销书《肾上腺重置饮食法》(*The Adrenal Reset Diet*)作者艾伦·克里斯蒂安森给出了精彩的阐述："皮质醇是一种管理人体日常节律的肾上腺激素。可以把它看成一个内置的咖啡壶。你早上会醒来，是因为肾上腺刚泡好一壶咖啡。你晚上会睡觉，是因为肾上腺关上了咖啡壶。"

对调节睡眠的昼夜计时系统来说，皮质醇是必不可少的。如下页图所示，人体早晨的皮质醇会自然上升，这是为了起床、充满活力和享受生活。然后，我们看到，随着一天的推移，皮质醇会出现自然的下降，到晚间达到谷值，准备一场夜间的充足睡眠。这是正常的皮质醇节律。但是，大家都知道，生活处处皆惊喜。

有些人皮质醇该低的时候出现了峰值，该到峰值的时候又出现水平低下。用"疲惫而亢奋"形容这些人再合适不过了。从生理学角度说，晚上该是你身体疲惫的时候，但你似乎到了最清醒的时候；早上该是你神清气爽的时候，你却起不来床。如果你正处于类似的状态，使用本书中总结的策略，将令你的睡眠迎来最神奇的改变。

最需要注意的一点是，皮质醇和褪黑激素算是呈逆相关的一对激素。本质上来说，皮质醇上升，褪黑激素下降；褪黑激素上升，皮质醇下降。在正确的时间，促进正确的激素生成，会自动帮助其他激素的正常运转。

白天接受阳光照射之所以重要，还有一个原因是，可以刺激皮质醇的生成。同样，从进化生物学的角度来看，这是一项正常的功能，可以帮助

皮质醇的昼夜释放情况

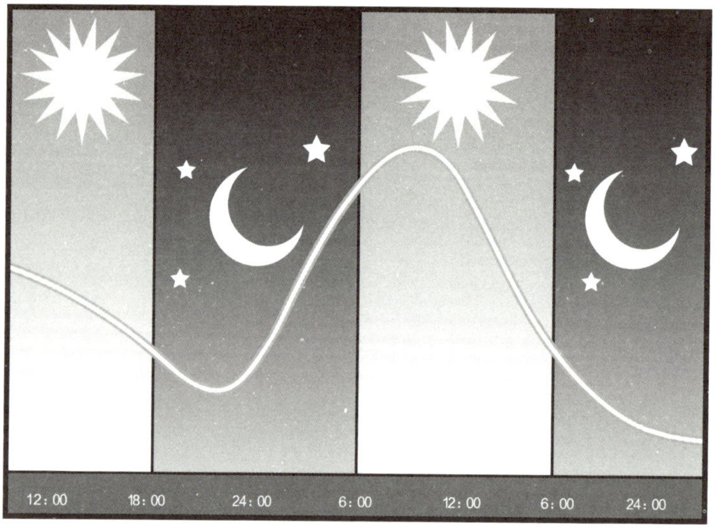

我们起床，让我们白天活跃地获取食物、创建并支持生存环境、照顾我们爱的人。发表在期刊《临床神经学最新进展》(*Innovations in Clinical Neuroscience*）上的研究有了一项新发现：相比白天接受暗光，接受阳光照射会大大降低当天晚些时候的皮质醇水平。获得更多阳光照射，可以为正常的皮质醇节律和褪黑激素节律控制节奏。

大家已经重新认识了阳光对睡眠和激素功能的影响，阳光的重要性是不言而喻的。为了管理你的睡眠—清醒周期，基因其实希望你多晒太阳。但是，与我们祖先生活的时代相比，世界已经发生了翻天覆地的变化。因此，我们来好好研究一下，如何安全有效地利用眼前的条件，获得最佳的结果。

晒太阳小贴士·1

谈到对睡眠的好处，不是所有的光照效果都一样。在早晨 6:00 到 8:30，生物钟对阳光的反应最强烈。之后晒太阳也有用，不过效果没那么好。当然了，这也要随着当年的月份变化而变化。不过，可以把黄金时间晒太阳变成一种习惯。

实践证明，在户外至少直接晒半小时的太阳，产生的益处最大。在冬季，有时候没法保证让皮肤总是接受阳光直射。不过，各位也知道，你总能让双眼吸收自然光线。即便在多云天气，身体也会产生良好的反应。

晒太阳小贴士·2

如果你被困在一个没有自然光的工作场所，不妨灵活地利用休息时间，让皮肤晒晒太阳。即使在阴天，太阳光线也会穿过云层，积极地影响你的激素功能。你可以在户外或窗边待上 10~15 分钟。或者，如果你真的希望提升效果，可以养成在户外吃午餐或开会的习惯。

晒太阳小贴士·3

只是隔着窗户晒太阳，可能不是对健康最有利的选择。阳光中含有许多影响身体的波长，不过，我们最需要了解的是 UVA 和 UVB，其中

UV 代表紫外线。长期以来，人们都知道，这两种太阳射线都会影响我们的生理机能。UVB 对人类健康的价值最大，因为，它是唯一会刺激人体生成维生素 D 的波长。

问题是，UVA 比 UVB 的波长长很多，可以轻易地穿过各种材质。UVA 甚至不用经过许多过滤，就可以直接穿过臭氧层、云层、污染，甚至是玻璃。UVB 无法有效地穿过玻璃，但对于平衡 UVA 的潜在伤害非常关键。阳光本质上是无害的，但我们与阳光的互动方式可能不利于健康。

我们的身体同时需要 UVA 和 UVB。但是，对 UVA 的不健康接触，是造成皮肤癌威胁和皮肤光老化的主要原因。白天透过窗户获得自然光是个不错的选择。同样，人体的光受体会采集自然光，发送信息给大脑，优化你的昼夜计时系统。然而，为了安全起见，最好避免让皮肤直接透过窗户长时间接受太阳光照射。

而且，值得一提的是，在一年的特定时间，在世界上的某些地方，UVB 不会进入人体。通常情况下，在冬季的一整天或一天大部分时间，都很难获得 UVB。不过，再强调一遍，这取决于你住在哪里。你可以访问网址 sleepsmarterbook.com/bonus，查看本书的更多资料，根据住址确定一年中、一天中获取 UVB 的最佳时机。

晒太阳小贴士 · 4

如果说自然阳光要到达光受体，才能带来你刚才了解到的好处，那么，太阳镜可能就像个 7 英尺（1 英尺 =0.3048 米）高的 NBA 全明星，阻挡阳光照进双眼。

太阳镜挡住的是你需要的自然光，这些自然光可以保证健康的激素分泌和健康睡眠。道理就这么简单。事实上，如果太阳镜的防紫外线指数不合适，戴比不戴的危害要大得多。在明媚的阳光下，双眼会自然缩小瞳孔，让你免受太多紫外线的危害。但是，当你戴上一般的太阳镜，人为地创造黑暗，瞳孔就会睁大，吸收更多潜在有害的紫外线。

所以，不要只是为了时尚，就在太阳底下戴墨镜。如果你只是为了暂时保护眼睛，那在购买前要看好生产商，确保它们真的具有防紫外线功能。当你参与雪类冬季运动，想要避免“眼睛晒伤”（光性角膜炎）时，这一点尤为重要。如果你的将来光明到必须戴墨镜，那我也表示理解。只是要找到一种健康的方式，努力保持平衡。

晒太阳小贴士·5

在紧急情况下，即使你像被拴在地牢的犯人，也会有特别设计的灯箱、遮阳板和模拟阳光的其他小装置。这些通常可以用来治疗季节性情绪失调——发生在黑暗冬季的一种抑郁症。你也可以查看本书补充材料，找到最佳光线疗法装置的列表。当你需要的时候，这些当然是一套可行的“技巧”。不过，记住一点，你比想象中更强大，可以给生活带来健康变化，获得你所需的自然阳光。尽管从临床上来说，这些装置很有用，但即使是最好的灯箱，也不如你阴天在外待 30 分钟，获得光线疗法带来的益处。

SLEEP SMARTER

第三章

睡前远离电子屏幕

想要立即改善睡眠，第一步就是减少晚间看电子屏幕的时间。电脑、iPad、智能手机等会发出影响睡眠的蓝光，造成严重的睡眠障碍。电子屏幕发出的人造蓝光，会刺激人体生成更多的白天激素（比如皮质醇），误导原本准备睡觉的人体。

当你近距离注视电子设备时，很难发现人造蓝光的威力。近距离观看时，你看到的是各种色彩的搭配。然而，如果屋里够黑，你退后一步，就会清楚地看到，让人眩晕的蓝光比其他任何色彩照得都要远，比其他任何色彩的光线都要强烈。最好的例子就是，你晚上开车经过小区的街道时，住户的窗内发出耀眼的蓝光。你也许会好奇，他们在看什么？他们是不是被外星人劫持了？蓝光是非常强烈的，对睡眠的影响更是到了极点。

波士顿布列根与妇女医院的研究人员发现，睡前使用发光的电子设备，会损害人们的整体健康、反应速度及与每日睡眠节律同步的生物钟。在研究中，相比看纸书的被试组，晚上看 iPad 的被试组入睡时间更长，夜晚的睡意也较少。非常值得关注的是，即使两组被试者都睡够了 8 小时，电子屏幕组也比普通看书组更容易疲惫。

丽安娜・费古爱罗博士是来自纽约州特洛伊伦斯勒理工学院照明研究中心的研究人员。她带领的团队发现，只要睡前看两小时的电脑屏幕，就可以明显抑制褪黑激素的夜间释放。如果你的褪黑激素分泌出现问题，正常的睡眠周期也会从根本上被打乱。

费古爱罗博士还指出，如果夜间长期使用电子设备，会导致慢性昼夜节律损害。结果，严重健康问题的出现概率就会大大增加。

还要记住一点，我们使用电子设备的文化传统不过刚刚几十年——首先是电视的出现，然后是笔记本电脑和平板电脑的爆发式发明，直到最近智能手机的流行。在几百万年的进化历程与几十年熬夜习惯的对抗中，我们的能力也没进化得快速适应。

作为人类，我们其实原本看不了电子设备发出的光。谈到夜间使用电子设备，我们希望像电影《鬼驱人》中的小女孩一样“远离光线”。（注：我现在想想还吓得半死。）

当然，我们有工作要做。而且，当今的技术也真是不可思议。对身体的自然过程，只要我们多点意识、多点尊重，就能更灵活地使用电子设备。

远离电子屏幕为什么这么难

最近，我去了美国最大的银行之一，给他们的员工做了一次报告。那次研讨会的目的是提升员工表现。当然了，聪明睡眠法是影响较大的因素之一。

所有人都很开心——他们哈哈大笑，学习知识，还经常参与其中。然后，我们谈到晚上光照过多的危害，有意思的事情发生了。

在场听众真的“明白”事情的重要性。但是，当我问到，为了睡前不看电子设备，他们会怎么做时，满屋的人才表情疑惑，开始环顾四周，看看别人知不知道答案。人们睡前除了用电子设备，似乎忘了生活中还能干什么。

接着，在几秒钟的困惑与沉默之后，我左边有位勇敢的女士，缓缓地把手举到半空中，给出了自己的最佳答案。我们晚上睡觉前，除了看电子设备，还能做什么呢？她害羞地说：“读本书？”注意，她用的是问句，而不是陈述句。因为，再重复一遍，我们许多人都忘记晚上除了看电子设备，还能干什么。

我大声地肯定了她那不自信的、如临大敌般的回答。我说：“没错，你可以读本书！”这样一来，屋里另一侧有位女士也鼓起勇气，举起手说：“可以跟另一半聊天？”还要注意，这还是个问句，不过这对我来说已经足够了。我高兴地喊道：“没错，你可以跟另一半聊天！你其实可以跟真人聊天，听起来挺疯狂的样子。”听众们哈哈大笑，我们继续往下说。我们谈到电子设备以外，可以享受生活的更多策略。但是，这是在残酷地提醒我，这个话题不只是知道怎么做那么简单。更严重的问题在于，我们其实已经对技术上瘾了。

一种特殊的毒品

我说我们对技术上瘾，不只是一句空话。我们不仅是真的上瘾了，还被套牢了。

套牢我们的不是技术本身，而是我们不断追寻的那种执着。

人体会产生一种叫多巴胺的强大化学物质。多巴胺一度被认为控制着大脑的“愉悦”系统。外界认为，是多巴胺让你感受快乐和愉悦，并驱使你寻找某些东西，比如食物、性爱和毒品。科学家们最近发现，多巴胺根本和愉悦感无关。愉悦感是我们从类阿片系统中获得的最终结果。多巴胺是一种关于寻找的大脑化学物质。它关乎我们寻找的猎物，关乎下一步会怎么样。对于喜欢慢慢损耗多巴胺的大脑来说，互联网就是一个完美的圈套。

你有没有在谷歌、雅虎或 YouTube 的搜索栏里输入一个问题，但一小时之后，你发现自己在看完全不同的内容？

你有没有说过“我就看一分钟脸书”“我就看一分钟推特”或“我就看一分钟 Instagram”，但 30 分钟后，你发现自己陷入了互联网的黑洞里？

上网的人几乎都遇到过这种情况。互联网的设计完美配合了喜欢探索的大脑和多巴胺，因为，你其实可以在网上“发现”无限多的数据。

如果没有奖励，搜寻也不会持续很久，而类阿片系统（本质上相当于让你快乐的内置毒品）就紧跟在你的网络搜索后。它其实像是一种即时满足。新增粉丝的每一次通知，一条状态获得的每一个“喜欢”，鼠标滑过 Instagram 时展现的每一张照片，大脑都像是抽到了一点鸦片，因为它有了一些新发现——随后就会释放更多的多巴胺，因为，它想知道接下来还有什么。

关于面对你最喜欢的技术，大脑会如何反应，这真的只是最基本的了解。不过，你有希望看到恶性循环是怎么形成的。了解了多巴胺，也就解释了成年人依赖电子设备，就像孩子依赖最喜欢的玩具一样。

“跳舞之前叫醒我”

多巴胺的寻找行为不是我们保持清醒的唯一原因。多巴胺本身受制于人的清醒状态。斯坦福大学发表的一项研究发现，减少白鼠身上的多巴胺转运体，会延长多巴胺在白鼠身体系统中的逗留时间，从而导致白鼠的睡眠减少许多。

与多巴胺相关的是活力和清醒，而与血清素相关的则是满足和放松。这两种物质在人体中两个不同的频道运行——你调到哪个频道，取决于你睡前有没有看电视。

平衡神经递质和激素是晚间获得完美睡眠的一大要素。

怎么抢回你的大脑

许多人可能还记得，20 世纪 80 年代有一条关于吸毒危害的广告。演员对着镜头拿出一颗鸡蛋说：“这是你的大脑。”然后，他磕开鸡蛋，把它倒到一个热煎锅上，鸡蛋就开始滋滋响。他说：“这就是你吸毒时的大脑。有问题吗？”

这样已经足够让我躲开毒品了。不过，我吃煎蛋饼的时候也会更加小心了。

这类禁毒广告传递了重要的信息，效果非常地好。但是，这些广告忽视的一个重要观点，我们今天已经意识到了：大脑是地球上最大的“毒品”生产器。我们在有意无意参与特定生活方式时，就会产生类阿片肽、血清素、多巴胺、肾上腺素等物质。大多数“毒品”会侵入人体中已有的化学通道。它们甚至就是这样开始起作用的。此外，这些物质还会受人为刺激而产生。你最爱的电子设备也是这样起作用的。

我不是说你要当个勒德分子[1]，完全不用先进的技术设备。我也喜欢智能手机、笔记本电脑之类的。这些设备可以随时随地使用，可以让我接触更多人，可以让我学习速度更快。在生活中，我们使用电子设备时，要更加灵活，让我们控制机器，而不是被机器控制。

最关键的因素是认识问题。你在浏览脸书时，只要意识到大脑的状态，就算开始打破旧模式了。当你意识到大脑在干什么时，基本上会发现自己在寻找。当你意识到自己接近互联网黑洞的边缘时，最重要的就是立即改变行为，因为大脑喜欢创造新模式。而如果你继续那么做，寻找行为只会更加严重。

起来喝杯水，或者拥抱一下你爱的人。要是你有孩子，就去跟他们表达爱意，做些伸展运动（在第十九章，你会学到身体活动对睡眠的好处），给某人打个电话，或者打开最喜欢的音乐。你可以借助许多事来打破成瘾。重要的是，哪怕你只是模糊地认识到，睡前用电子设备会导致睡眠问题，你都可以打破恶性循环。

在本书中，你还可以学到更多有效的小贴士、见解和策略，让自己

[1] 勒德分子（Luddite），19 世纪英国工业革命时期，因为机器代替了人力而失业的技术工人。

受益。本章中将谈到这个更有挑战性的让你睡得更好的因素。虽然一开始，打破平时睡前看电子设备的习惯会有点吃力，但这绝对值得你好好把握。

现实情况是，我们现在生活的世界，跟我们父母、祖父母几十年前生活的世界不一样了。晚上躲开电子设备，也并不总是有益的。有时候，你可能过会儿要参加一场会议、参加家庭电影聚会、去公司上班等，那么，你可以在小贴士部分学到一些妙招。

记住，在上床睡觉前，打破技术设备束缚的一大因素就是找点乐事。你别说：“好了，今晚睡前的几小时，我要放下电脑。哈哈！我是你的老板，互联网！”然后坐下来无所事事。你当然可以这样戒除“互联网恐慌症”。但如果你想设立新标准，睡前不看电子设备，获得充足的睡眠，那段时间就要换成你同样喜欢的活动，或者你更喜欢的活动。一本书、一段音乐、一个好朋友的陪伴，无论是哪一种——你都要尝试一下，看看最适合你的是什么。我当然会提出一些不错的建议，让你掌握更多技巧！

远离电子设备小贴士 · 1

如果你想根据身体需求，进入深度睡眠，在睡前至少 90 分钟，你要关闭所有屏幕，让褪黑激素和皮质醇水平恢复正常。如果你继续不管不顾，依然还有睡眠障碍，我敢说吉米 · 法伦[1]可不会替你支付看病账单。

[1] 吉米 · 法伦，美国滑稽独角戏演员、脱口秀节目主持人和音乐人。

远离电子设备小贴士 · 2

晚间活动选择一种替代的媒介。记得我们说过的纸书吗？你其实可以打开一本传统的纸书，看个精彩的故事，以此获得灵感或教育。还记得人们其实可以面对面交流吗？你可以跟生活中的亲友聊天，听听他们一天的状态，分享他们的惊喜与挣扎。他们显然也可以对你做同样的事。从某种程度上说，我们生活的世界，比任何时候的联系都紧密。可是，我们与其他人通常极度缺乏联系。远离电子设备，找人聊聊天，表达一下爱意，对我们长期享受健康与幸福非常重要。

远离电子设备小贴士 · 3

关闭设备提示。行为心理学家苏珊 · 魏因申克博士说："想要阻止多巴胺循环，提升工作效率（并获得优质睡眠！），最重要的一点就是关闭设备提示。把手机、台式电脑、平板电脑、笔记本电脑设置为不再接收自动通知。自动通知被吹捧为硬件、软件和应用程序的出色功能。但是，它们其实会让你变得像只笼中鸟。"如果你想获得最佳的睡眠，重新抢回大脑的控制权，最有效的措施就是尽量关掉视觉和听觉提示。

远离电子设备小贴士·4

使用蓝光屏蔽器。在特殊情况下，你大概要违背意愿，用电脑到很晚。这时候，一些技术上的小技巧可以帮忙解决问题。我的 Mac 电脑上，有一款叫 f.lux 的免费程序，每天会定时自动减少屏幕上有问题的蓝光。（智能手机和其他设备上也可以装类似的程序——浏览 sleepsmarterbook.com/bonus 网页，查看本书的补充资料，你会得到一些最佳选择。）但是，再重申一遍，如果你真想获得充足的睡眠，最好的办法就是，至少睡前 90 分钟关掉电子设备。如果做不到的话，这类工具肯定可以帮到你。

你还可以找一副类似的防蓝光眼镜。对于看电脑外的其他活动，这样做也有助于身体在晚上生成更多褪黑激素。

如果你真喜欢这类东西，不在乎像个未来人，就可以戴上防蓝光眼镜，让看到的一切都更加安全、柔和，显出橙色色调。防蓝光眼镜类似于电影《史密斯夫妇》中，布拉德和安吉丽娜在激烈交战时戴的眼镜。如果你买的比较便宜，看起来没那么酷……不过，嘿，这是科学用途，不是社交用途。直接查看补充指导，我列出了最喜欢的睡眠防护眼镜。你还可以看看其他资料，今晚就开始更聪明的睡眠法。

第四章

建立咖啡因宵禁

咖啡因是一种强大的神经系统兴奋剂。如果你的神经系统像棵圣诞树一样亮起来，那你就别想获得优质睡眠了。

现实情况是，人们喜欢咖啡。事情就是这样。我们要学会控制咖啡和其他含咖啡因食品的摄入量，确保获得最佳的睡眠质量。

《临床睡眠医学》杂志（*Journal of Clinical Sleep Medicine*）上发表的一份研究谈到了咖啡因对睡眠影响的重要见解，我们应该了解一下。该研究的首席作者克里斯多夫·德雷克博士来自底特律市的韦恩州立大学医学院，是一位精神病学与行为神经科学副教授。他说："下班回家的路上喝一大杯咖啡，会给睡眠带来消极影响，相当于接近睡前摄入咖啡因的效果。"

研究发现，让参与者在不同时间点摄入咖啡因（临睡前、睡前 3 小时、睡前 6 小时），都呈现出对睡眠重大的扰乱作用。这就是说，不仅临睡前摄入咖啡因不好，即便是睡前 6 小时喝杯咖啡或含咖啡因的茶水，也会导致睡眠问题。

这项研究有意思的地方在于，睡眠障碍通过两种方式衡量：一种是通过家里的睡眠监测仪进行客观衡量，另一种是通过参与者的日记进行主观衡量。当参与者睡前 6 小时摄入咖啡因时，睡眠监测仪客观显示，他们的睡眠减少了一小时。奇怪的是，睡眠日记中的主观反应表明，参与者没有察觉到任何睡眠差异。即便咖啡因导致生理上睡眠的减少，他们一开始并没有意识到！在他们自己看来，他们入睡很快。不过，根据睡眠监测仪的显示，他们其实并没有进入快速眼动和深度睡眠的正常状态。

睡眠不足的恶性循环就是这样开始的。由于咖啡因摄入导致的睡眠不足，必然会让我们感觉更加疲惫。疲惫之后我们会期待更多咖啡因，而更多咖啡因的摄入，则会让我们的睡眠问题雪上加霜。我们要想办法打破这种恶性循环，确保获得身体所需的睡眠。

度过咖啡因半衰期

咖啡因的真实情况是这样的。首先，咖啡因通常来自美味的食品：咖啡、茶水、巧克力等。不仅含咖啡因的食物味道不错，咖啡因对人体也有一种天然的吸引力，可以让我们的身心进入积极的状态中。所以，咖啡因才会让人上瘾。

咖啡因不像大多数人认为的那样会“给你带来能量”。你醒着的每一天，大脑中的神经元都在兴奋，产生一种叫腺苷的神经递质副产品。要明白一点，腺苷不只是简单的废物。神经系统会持续监测你体内的腺苷，一旦大脑和脊髓中的腺苷水平达到一定标准，身体就会开始催你睡觉（至少是放松）。然后，咖啡因进来了……

咖啡因有一种独特的能力，它在结构上类似于腺苷，因此可以融入人体中的腺苷受体。正常情况下，当腺苷受体中充满腺苷时，人体就会进入休息模式。咖啡因进入腺苷受体后，就像一位远房亲戚似的，一直赖在你家沙发上不走。它不会像腺苷那样，真正地发挥作用，让你感到疲惫。所以，你其实意识不到自己困了，大脑和身体还在不停运转。有时候这样很不错，但你会发现，这会变成大麻烦。

由于你从事的所有“清醒”活动，身体就生成越来越多的腺苷，但这些腺苷没有获得正常的代谢。结果，由于身体各部分没收到休息和恢复的正确指示，你的身体不得不改变正常的运作方式，系统中的应激激素水平会提升，大脑和器官将超负荷工作。

由于咖啡因的长期效应，产生的后果需要经过几天才能逐渐退去。咖啡因的半衰期为 5~8 小时（具体要看你自身的生化结构）。半衰期本质上是指，人体系统中的物质最高浓度降低一半所需的时间（比如说 8 小时）。那么，我们以 8 小时半衰期为例，如果你摄入 200 毫克的咖啡因（相当于一两杯普通咖啡），8 小时过后，你身体系统里的咖啡因含量只剩下一半（100 毫克）。再过 8 小时后，剩下 50 毫克。再过 8 小时，就剩下 25 毫克，依此类推。所以，研究中才会显示，即便睡前 6 小时摄入咖啡因，还是会引发睡眠障碍。

漂亮的戏法

咖啡因不仅会影响神经系统，还会影响内分泌系统。咖啡因会刺激肾上腺产生两种抑制睡眠的激素：肾上腺素和皮质醇。

我们刚才已经谈到了皮质醇。你大概也了解过肾上腺素。提到肾上腺素，我们是指“战或逃”[1]、干劲十足、“巨石强森”[2]的电影、人体自带的兴奋！还总是伴随着枪战、坦克、慢动作逃离爆炸。肾上腺素是生理功能中不可思议的组成部分，让我们展现体力的巅峰。在进化过程中，肾上腺素让我们击退威胁，登上山峰。

现在，我们用一种全新的方式激活肾上腺系统——通过心理压力和情绪压力（我们将在第十六章探讨），以及随意使用咖啡因等天生具有副作用的物质。

尽管肾上腺素可以暂时让人愉悦，但还会产生较大的负面影响。应激激素生成达到峰值，也会出现暴跌。你没法再回到肾上腺素达到峰值前的基准线，只能达到基准线以下。你会感觉更加疲惫，出现更多脑雾[3]，甚至比肾上腺素发挥小戏法前更烦躁。当处于崩溃边缘时，即使是最和气的人，也会想抱摔一个人。除非这人在说话前，先递给你一杯咖啡。

苏：“早上好，简！”

简：“你先别说话。我的咖啡呢？”

简（一边喝咖啡）：“好了，你可以说话了。”

再重申一遍，咖啡因能让人振奋，也有负面作用。由于咖啡因对生理机能的负面影响，我们甚至在不知不觉中，很快产生了依赖性。

---

[1] 人体分泌肾上腺素后，在血液中会做出战斗或逃跑等应对压力的非自主性反应。

[2] 道恩 · 强森，1972 年 5 月 2 日出生于加利福尼亚州海沃德市，美国男演员、职业摔跤手。

[3] 脑雾是大脑难以形成清晰思维和记忆的现象。

咖啡因，我想见其他人……

我最近接待了一位非常出色的名人客户，我们就叫她萨莎吧（她的真名其实更酷）。萨莎是一位效率很高、成就很大的女性。她努力工作，就是为了壮大自己和家族的企业。她似乎真的拥有一切，也知道自己的成就。但是，在内心深处，一直有件事困扰着她。

除了她自己，萨莎不喜欢人生被其他事左右。她独自在事业上拼搏了几年，就是为了向人们证明一切皆有可能，证明自己真的可以克服一切。可是，她不知道戒了多少次咖啡，最后都会回到从前。

她喜欢咖啡，也喜欢咖啡带来的感受。可是，她不喜欢不喝咖啡时的状态。她会出现头疼、情绪低落、冲爱的人发火等情况。她知道这不正常。她是我的播客节目——《模范健康秀》（*The Model Health Show*）的忠实粉丝。因此，她觉得可以找我帮忙。

我很高兴地接待了她，因为她已经很了解健康话题了。我为她提供了必要的行动步骤，让她达到自己的目标。不过，她真正需要的，是有人直接告诉她，为什么她一个人不行：因为她上瘾了。

她忘记了自己的正常状态，需要靠咖啡恢复“正常”。以前，每当她想戒掉咖啡时，最突出的症状就是头痛欲裂。咖啡因会导致血管收缩——其实就是血管的收紧或变窄。如果身体习惯了摄入咖啡因，你突然一停止，就可能面临一种叫血管舒张的沉重打击——血管的瞬间扩张。

突然间，原本被限制的血流开始自由地流淌。这种变化通常会体现在头部和颈部区域，比如偏头痛可以表现为偏侧颅痛，即头部一侧疼痛。

无论你哪一侧疼痛，咖啡因造成的头痛都是一种陷阱。再加上精力下降，注意力不集中，你就会立即找人泡一壶咖啡。（记住，这不是在谴责咖啡因；其实，我也喜欢咖啡因，前提是要使用得当。）在萨莎的案例中，咖啡成瘾控制了她的生活。因此，我们就想办法解决问题。

我没让她直接停掉咖啡，也没有不让她早上喝咖啡，而是想办法弱化咖啡因的影响。不过，我们改变了咖啡因的来源，降低了咖啡因的摄入量。我让她把咖啡换成了含强烈咖啡因的茶水（比如格雷伯爵茶、普洱茶、巴拉圭茶或工夫茶）。茶里的咖啡因含量也不少，但只是咖啡里的三分之一到二分之一。我告诉她，在前几天，她甚至可以喝 2 倍的茶水。因为，最关键的不只是咖啡因，而是它的存在形式。不同物质里的咖啡因，对人体的影响是不同的。对于任何含咖啡因的产品，它的来源、加工过程、摄入方式都决定着你的身体将获得多少咖啡因，新陈代谢过程有多快。

接下来，我让她保证，要经历没工作的一段时期。她应该允许自己放轻松，消除压力，休息一下。按摩是个不错的选择，可以多睡会儿，冲澡放松一下，或者去游个泳。

锻炼也很有帮助。我不是说去健身房进入野兽模式，而是在大自然中静静地散步，做点养生瑜伽之类的。只要是压力不大的类似运动，都可以做一做。

为了帮助代谢废物排出，加快咖啡残留的稀释速度，我让她多喝点水，水里加点优质海盐。因为，肾脏在改变血液化学成分时，会分泌盐分和液体。

增加液体摄入量后，还需要纤维作为重要辅助。许多人依赖咖啡刺激排便通畅。当你打破喝咖啡习惯时，消化功能暂时减弱是正常现象。不过，增加纤维和水的摄入量有助于让你“顺畅起来”（我故意用的双关）。

有了我的监督，她很受鼓舞。如果你面对生活难题，永远不要低估外界的力量，积极地寻找别人的支持和信任。

她大约花了 5 天时间，感觉完全从烘焙咖啡豆的成瘾中解脱出来。她告诉我，她这些天达不到往常的最佳状态。不过，整个过程只是原来难度的十分之一。而且，她知道这种状态只是暂时的。

整个过程结束后，她说自己从来没那么开心过。她感觉重获新生，重掌了自己的身心。这真比什么都要宝贵。

今天，她的气色、感觉和表现都比以前更好了。她有时候还会喝咖啡，但与咖啡不再是一种紧张关系了。她睡眠好了，消化好了，整个人生都好了。

咖啡本身并不是“有害的”，只有长期随便喝才会有害。真正的问题在于，有几百万人每天摄入的咖啡因不是一份，而是很多份。而且，我们养成喝咖啡的习惯时，甚至没意识到，我们的身体已经厌倦了咖啡因的提神功能。这种情况最短 12 天就会出现。当觉得效果不够强大或持久时，我们会怎么办呢？当然是喝更多！

事实上，咖啡因是一种强大的刺激物。如果我们能这样看待咖啡因，它将成为生活中非常愉快的一部分。我们要将身体重组，有节奏、按周期地使用身体，获得最佳的效果。

现在，我们已经了解了咖啡因的作用方式及其对睡眠的危害。这里有一些小贴士，让咖啡因改善你的生活，而不是危害你的生活。

咖啡因摄入小贴士 · 1

设定一个必须遵守的咖啡因宵禁，确保你在睡觉前，身体拥有足够的时间，可以排出身体系统中的大部分咖啡因。对大多数人来说，那个时间通常是下午 2：00 前。不过，如果你对咖啡因非常敏感，估计要把宵禁时间设得更早些，或者直接避免摄入咖啡因。

咖啡因摄入小贴士 · 2

我们在第二章中了解到，在管理人体日常节律方面，皮质醇扮演着重要的角色。人体激素生物钟应该在早上产生较多的皮质醇，在夜里产生非常少的皮质醇。如果你早上的皮质醇比正常水平低，或者你的激素生物钟完全颠倒，少量摄入咖啡因有助于你步入正轨。

咖啡因可以刺激体内皮质醇的产生，你可以一大早就摄入点咖啡因，提升皮质醇的水平。如果你通常比较健康，对咖啡因没有生理依赖，这样有助于昼夜计时系统白天多产生些皮质醇，夜里少产生些皮质醇。如果你肾上腺有问题，一定要咨询医生，确保安全的咖啡因用量。

由于人们对咖啡因的钟爱，含咖啡因产品是世界五大交易量最大的商品之一。但是，你不用处方就能买到咖啡因，并不是说你可以随意畅饮热可可和咖啡。

咖啡因摄入小贴士·3

如果咖啡因摄入方法得当，甚至可以加快新陈代谢，提升活力和注意力，甚至是改善肝功能。不能全盘否定咖啡的潜在好处，还有其他几个原因。我们之前了解到，随着时间的推移，人体会抑制对咖啡因的反应。为了将咖啡因对人体的益处最大化，必须促进它在体内的循环。有几种方式可以实现这一点，我在这里分享三点：

1. 两天喝，三天不喝。如果你身体没问题，对咖啡因不上瘾，三天后体内的咖啡因就会清除。当你再喝的时候就会发现，跟你刚开始喝那几天一样有用。
2. 两个月喝，一个月不喝。如果你每天只摄入少量或适量的咖啡因（不超过 200 毫克），相当于一两杯黑咖啡、一两杯茶水，或一份训练前补充剂，就是一种合理的选择。如果咖啡因摄入量超过这个标准，会在断掉前几天出现脱瘾症状。
3. 按照需求摄入。这样一来，我们会重回“初遇”咖啡和咖啡因时的神奇感觉。在大多数日子里，不要在意它；远离咖啡因，正常地生活。但是，当你需要的时候，就大胆地追求爱好。我这里所说的“需要”，是指你遇到演出、大项目，或者非常重要的事情（但持续时间要短，这样你沉迷不了几天）。让咖啡因变成一种激励，而不是一种依靠。你可以一边酣睡，一边真正地享受咖啡因的好处。

第五章

让自己凉快点

我记得，一到炎热的夏季，我父母为了“省”电费，就不愿意开空调。唉，我可以告诉各位，几个夏天下来，我出汗瘦了很多磅。热气腾腾的楼上（唉，热气都是往上走的），我在床上辗转反侧睡不着。我那时候睡不好，是因为体温对睡眠能力影响很大。

一种叫“体温调节”的功能严重影响着人体的睡眠周期。与普遍观点不同的是，人体体温并不会统一保持在37℃左右。这只是个平均值。一天中，人体体温会上下浮动1℃。当身体该休息时，人体核心温度会自动下降，帮助人们启动睡眠状态。如果外界温度过高，身体想进入理想的舒适睡眠，就会面临一点生理上的挑战。

研究表明，适宜睡眠的最佳室温是凉爽的15.56℃ ~20℃，太高或太低都可能导致睡眠困难。

人体温度一天中的正常变化

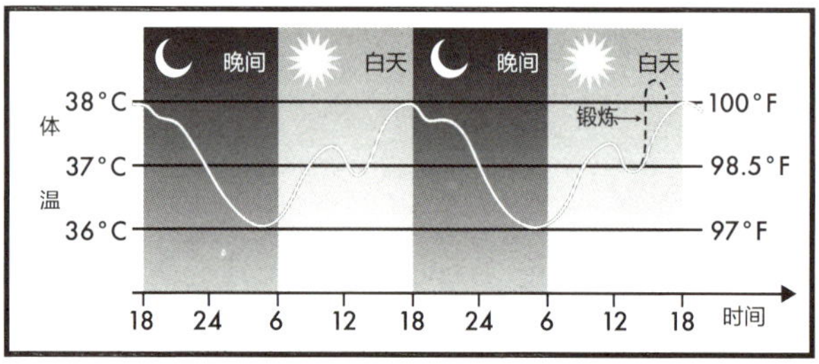

进一步的研究发现表明，失眠症患者（有慢性睡眠问题的个人）的睡前体温，比正常人的睡前体温高很多。为了解决这一问题，匹兹堡大学医学院的研究人员进行了一项实验，降低失眠症患者的体温，看看能不能影响他们的整体睡眠质量。

在研究中，被试对象会戴上一种内装低温循环水的“冷却帽”。研究人员最终的发现非常令人震惊。参与者戴上冷却帽后，入睡速度比没有睡眠障碍的普通人更快。失眠症患者戴上冷却帽后，入睡时间大约为 13 分钟，而健康控制组的入睡时间为 16 分钟。另一点比较有意思的是，失眠症患者上床后，最终 89% 的时间处于睡眠状态，与健康控制组上床后的睡眠时间相等。

这项研究表明，体温下降后，对慢性睡眠障碍的“抵消”成功率达到了 75%。目前市面上的治疗方法，效果跟这比较接近的几乎没有。不过，通过运用本章结尾的小贴士，我们都可以获得很多益处。

人体内部恒温器

如果晚间的体温高于正常值，会从根本上导致高度清醒和入睡障碍，因为人体会试图重置内部恒温器。

那么，这个内部恒温器在哪儿呢？可以改变它的设置吗？

想找到你体内的恒温器，就要回到身体主管腺体——下丘脑上来。其实正是下丘脑将（感知内外温度的）神经系统功能和（分泌特定激素，引导睡眠和清醒的）内分泌系统结合了起来。下丘脑就像是“细胞篮球队”的教练。

如果你给“教练”丰厚的待遇，比如说营养充足，经常健康运动，不会过于疲惫，那么，它就会管控好整个团队，取得最佳的成绩。想想“禅师”菲尔·杰克逊[1]，他就像专家一样管控压力，调整球员最佳的“身体”状态。

相反，如果教练身体不健康，薪水过低，压力过大，缺乏恰当的支持，就会开始误导整个团队，让一切很快失去控制。所以，身体健康和大脑的支持才如此重要。

下丘脑来自人体中非常重要的一个系统，名叫下丘脑—垂体—肾上腺轴，简称 HPA 轴。HPA 轴对正常的激素功能、性功能、体重管理等至关重要。最重要的一点是，HPA 轴是人体中管控压力的头号系统。

上述关于失眠症患者的研究还发现，被试对象比正常组的预期性焦虑更严重。他们对睡眠的忧虑和紧张程度更高，从而可能造成核心身体温度的提高。不仅外界环境要凉下来，你自己也要冷静下来（还有心理状态和情绪状态）。HPA 轴掌控着你生活中整体的压力负荷。从工作到人际关系，到营养状态，再到活动锻炼，都归 HPA 轴管。

身体努力对抗感知到的威胁时，就会产生压力，进而唤醒人体系统，提高身体温度，不知不觉中破坏睡眠质量。在当今的高压环境中，你要么得想办法应对压力，要么就是住进冰屋里也会觉得不够凉快。在第十六章中，我

[1] 菲尔 · 杰克逊，1945 年 9 月 17 日出生，美国篮球运动员、教练员，绰号“禅师”。

们会探讨一些改善生活的压力管理工具。就目前来说，我们先尽量改善你周围的环境，让你用聪明、圆满的方式到达罚球线。漂亮！

降温小贴士 · 1

确保晚间卧室的温度接近推荐的 20℃。有些人可能觉得正好，还有些人可能会想起杰克冻人[1]和结霜的雪人[2]。请相信我（也要相信科学），冷点你会睡得更好。不过气温也别太低——建议最低温度大约为 15.56℃。你还可以盖被子、穿睡衣，但不要盖得太严实。不然的话，你的体温就会过高（晚上睡在你身边的爱人或未来爱人，大概不会希望你浑身臃肿，穿着法兰绒睡衣，还盖了好多层）。营造一个漂亮、凉爽的卧室环境，会给你带来更加酣畅的睡眠。

降温小贴士 · 2

如果你有睡眠障碍，试着睡前花 1.5~2 小时，洗个热水澡。这开始听起来好像不对头。虽然洗澡会提升你的核心温度，但体温会慢慢地下降。等你回屋睡觉的时候，体温已经比原来低一些了。许多父母都知道，这就是让小孩入睡、整晚不醒的秘诀。

[1] 杰克冻人，梦工厂动画《守护者联盟》里的主角。

[2] 来自圣诞歌曲《结霜的雪人》（*Frosty the Snowman*）。

降温小贴士 · 3

你可以用床垫调节体温。有一些特制的床垫，可以紧紧地贴合在你现有的床垫一侧或两侧。我的朋友、物理疗法博士及《纽约时报》畅销书作者凯利 · 斯塔雷特发誓，他的床垫让他晚间比妻子的体温低一些。他说，这种床垫改变了他的生活。你可以访问网址 sleepsmarterbook.com/bonus，在本书的补充指导材料中，获取这种降温床垫的信息。

易修斯·范·索梅伦博士来自位于阿姆斯特丹的荷兰神经科学研究所。他和同事发现，虽然在凉爽环境下的睡眠整体很重要，但每个人都应该达到“非常舒适”的状态。每个人对非常舒适的定义是不同的。降低室内温度是必需的。但是，有人喜欢整晚盖着松软的被子，有人只盖几层床单，有人甚至更喜欢像斯塔雷特博士那样，加一个降温床垫。

降温小贴士 · 4

找袜子帮忙。即便室温降低到理想状态，可以诱导优质睡眠，但一些人也会因为四肢冰冷，而引发失眠。这是因为，人体内传递热量的主要方式是血液流动。如果你手脚冰凉，可能就表明血液循环不良。解决方案是，必要时穿上一双暖暖的袜子。有些人天生体热，喜欢光脚。所以，记得看看你最适合哪种状态。

第六章

选择正确的入睡时间

毫不夸张地说，选择正确的入睡时间，可以放大睡眠的功效。著名神经病学家、医学博士库里特·乔杜里说：“安排合理的睡眠时间，就像在股市选对投资时间一样——重要的不是你投了多少，而是你什么时候投。”

实践证明，人类在晚 10:00 到凌晨 2:00 处于睡眠状态，可以获得最佳的激素分泌和恢复效果。我把这段时间称为“黄金时间”。

在此期间，身体恢复的效果最好，而任何额外获得的睡眠时间，都是一种犒赏。这是基于一种似乎被人遗忘的理念：我们人类是自然的一部分。当地球上的自然光熄灭，就是宇宙在暗示，我们也该躺下了。

然而，我们今天可以超越自然，用灯光把屋里照得亮堂堂的，就像拉斯维加斯脱衣舞标志一样。我们想都不用想，就可以抱着电脑，不停地敲打键盘，熬到凌晨 2:00 才睡。

受限于今天特殊的生活环境，我们很难意识到这是不正常的。

我们本该在天黑几小时后就入睡的。因此，如果你已经忽略了这条内在规律，就该采取行动，重新调整一下了。

在第二章，我们讨论阳光照射时，发现人体产生激素的本能，对获得最佳睡眠至关重要。如果你能把睡眠和自然激素分泌结合起来，睡眠带来的益处就会大大增强。

比如说，你可能是凌晨 1:00 到早 9:00 睡觉，也能睡够 8 小时。可是，你却错过了大部分的“黄金时间”，这段时间有益激素的分泌水平最高。当睡眠时间安排合理时，褪黑激素、人类生长激素（HGH）等的分泌最旺盛。想让青春活力维持更久吗？那么，你就要明白，当你在黄金时间睡觉时，“青春激素”HGH 的分泌最多。

有些人至少睡了 8 小时，起来后还是觉得没休息好。乔杜里博士表示，“如果你在晚 10:00 到凌晨 2:00 期间，身体长期缺乏再生型睡眠，那么，你早上醒来仍会感到疲倦”。这再次印证了激素产生的关键作用。错过黄金时间，是桩不太明智的买卖。

精力恢复

大约在晚上 10:00，褪黑激素自然上升后，人体会经历一次转变。这次转变是为了提高内部新陈代谢能量，用来修补、强化和恢复身体。这时候，防氧化激素的生成水平会提高，有助于保护人体 DNA 免受伤害，改善大脑功能等。如果在这段时间，你能正常入睡，那一切都好。可是，如果到了晚上 10:00，你还没睡觉，提升的新陈代谢能量就会被当成“恢复的精力”。

你以前遇到过这种情况吗？下午六七点钟，你下班后感到疲惫，恨不得马上爬上床，大睡一觉。然后，到了晚上 10:00，你感觉清醒得很，又准备大显身手！很有可能你刚出现了“精力恢复”现象。这跟锻炼的过程区别不大。做过耐力训练的人都知道，只要坚持一段时间，即便你感觉累了，身体也会进入恢复状态，再次感觉精力满满，继续坚持下去。

不同的是，这次精力恢复不是为了必要的体内管理，而是为了让你浏览脸书，再看几集 Netflix 上最喜欢的电视剧。

要明白，当你坚持熬夜，进入精力恢复状态后，会严重阻碍身体自我修复、排出自由基、激素输出最大化的功能。如果有人熬到晚上 10:00 或 11:00，进入精力恢复状态后，通常觉得想睡却更难入睡。这样的后果可能是，当你早上醒来时，会觉得更加疲惫无力。但是，这只是经常熬夜的一小部分危害。

通宵值班

如果你变本加厉，养成不良的生活方式，经常扰乱身体自然的激素生物钟，那就要面临大麻烦了。国际癌症研究机构现在已经把通宵值班列为 2A 类致癌因素之一。也就是说，经常熬夜和通宵加班已经被定义为极强的致癌因素，与铅接触、UVA 辐射属于一类。这听起来大概不可思议。但是，目前有大量的科学数据证明了背后的真正原因。

我们讨论过，作为一种抗氧化激素，褪黑激素对睡眠质量有着巨大的影响。它对人体的健康状况起着关键性作用。还有一点很有意思，褪黑激素可能是人体产生的最强大抗癌激素之一。

褪黑激素不仅是完美的自由基清道夫，保护人体细胞和组织免受损伤，研究发现，它还可以用一种独特的方式，保护身体免受癌症侵害。

《美国实验生物学联合会会志》（The journal of the Federation of American Societies for Experimental Biology）发表的大量研究表明，褪黑激素有着很强的抗雌激素效果。许多抗乳腺癌药物其实就含有合成抗雌激素，因为这类激素能抑制乳腺癌细胞扩散。如果你真的按要求入睡，身体每晚都会产生一种最强大的抗雌激素。

据了解，乳腺癌与体内雌激素活性过高有着密切的联系。因为，男性和女性都会产生雌激素。无论是雌激素活性过高，还是雌激素功能异常，都会激发严重的健康问题。如果发生在女性身上，则表现为乳腺癌、子宫癌和纤维瘤。如果发生在男性身上，就呈现为第二性征下降（如发育受阻、毛发稀少、嗓音较轻等）、胸部组织增长（男子女性型乳房）和癌症。

《国际癌症》杂志（*International Journal of Cancer*）上发表的一项研究发现，上通宵夜班的女性乳腺癌的发病概率要比上正常班的女性高30%。还有一些研究观察了上通宵夜班的女护士，结果发现，她们上夜班的年头越久，患癌的概率就越大。

与夜班密切相关的不只有癌症问题。《职业与环境医学》（*Occupational and Environmental Medicine*）杂志上发表的一项研究发现，夜班工人患糖尿病的概率要比普通工人高很多——尤其是男性群体。多项研究的作者指出，夜班工人患糖尿病的概率更高，是因为上夜班对胰岛素的损害。我们之前说过，只要一个晚上睡眠不足，你就会像2型糖尿病患者一样，出现胰岛素抵抗现象。但是，如果晚上根本不睡觉，你和糖尿病可就不是擦肩而过那么简单了。

通宵加班造成的慢性疾病，应该会让你大开眼界。可是，由熬夜引发更明显的意外伤害，又是怎样的呢?

其实，根据不列颠哥伦比亚大学研究人员的发现，上夜班几乎会让你受工伤的风险加倍。研究分析了10年间3万多名日夜班人员的数据。由于工作场所的安全改善，日班人员的受伤率总体呈下降趋势。然而，夜班人员的受伤率却没有下降。

夜班人员的受伤率、事故率和死亡率一直都较高。因此，无论是为了工作，还是为了娱乐，长期熬夜都会让你离死亡更近。

我们要另辟蹊径

我对轮班这个话题很感兴趣。这是因为，我们生命中的一些重要人士会受此影响。医生、护士、执法人员、消防队员等都要轮流值班，保证我们的安全和国家的正常秩序。

他们从事着重要的工作，却要因此付出巨大的代价。我们已经说过，护士值夜班会提升乳腺癌的发病概率。同样，结肠直肠癌、肥胖症和心血管疾病的发病概率也会提升。医生也面临这样的问题——在某些地区，医生的平均寿命最多能比普通大众少10年。

《职场健康与安全》(*Workplace Health & Safety*)上发表的研究发现，夜班警察长期睡眠不足的概率比普通人高14倍。睡眠不足又会提升代谢综合征的发病风险——代谢综合征表现为体脂过多、甘油三酯（血脂）高、血压血糖升高等许多症状。研究发现，消防员等要加夜班的许多岗位也会面临类似的健康威胁。

这群人负责照顾我们的健康，负责维持社会的安定。可是，他们要付出这样的代价，我们却无法报答他们。首先要了解到睡眠的重要性，但通过制定积极的策略，帮助这群轮班英雄，才能减少患病概率，让他们多享受几年健康生活。

周末补觉真的有效吗

那么，从逻辑上来说，你真以为可以补觉吗？有个有意思的说法叫“睡眠债”，用来指睡眠不足的累积效应。这里的关键词是“累积”。各种副作用开始不断聚集，很快就堆积如山。如果是一晚没睡好的短期睡眠债，可以通过补充睡眠、增加营养和适时锻炼等抵消掉，让身体重新振作起来。

然而，即使你只是几天睡眠不足，“激素黑手党”也会敲你的门，索要你根本还不起的睡眠债。如果你屡教不改，睡眠债越堆越高，你就可能发现自己已经被“杀”了！

乔伊斯·瓦尔斯莱本在纽约大学睡眠障碍中心的医学系兼任副教授一职。她指出，到周末再补觉已经太迟了。她表示：“你可能已经表现急躁，反应时间长，可能引发意外。到周末才补觉也会打乱你的睡眠节律，造成周日晚上入睡困难，下周刚开始就遇到麻烦。”

她提出，无论是哪一天，形成持续的睡眠计划都很有利。除非你有一辆德罗宁时光机[1]，否则你不可能回到过去，改正睡眠不足造成的错误。

多想想在黄金时间多点睡眠，你会获得什么，而不是会错过什么。我们熬夜做的事，如果能合理优化安排，都能在白天完成。我们都有 24 小时——最关键的是你怎么安排时间。

增加黄金时间睡眠，不仅对健康有额外好处，也可以摆脱加班时间长的一系列问题。那么，我们就来看几条小贴士，让身体获得所需的黄金时间睡眠。

黄金时间睡眠小贴士 · 1

受到时节、时区、夏令时、与赤道距离等因素的影响，晚上 10:00 的建议入睡时间不是绝对的。要是我们对入睡时间太过敏感，就会显得有点可笑。为了获得最佳的睡眠质量，你会希望天黑后几小时内上床睡觉。

对大多数人来说，一年中的大部分时间里，最佳入睡时间相当于晚上 9:00 到 11:00。这样一来，你将在激素分泌方面受益很多。在冬季，人类天生会睡得更多，上床更早。相反，夏季白天变长，你就可以稍微奢侈点，睡得晚一些，多享受会儿夏日的光景。自然已经直接明示我们该什么时候睡觉，我们只要学会注意就行了。

---

[1] 科幻电影《回到未来》中将一台德罗宁跑车改造为时光机。

黄金时间睡眠小贴士・2

为了重置睡眠周期，让你在黄金睡眠时间到来时，能够感到真正的疲惫，要养成醒来后多晒太阳的习惯。这有助于提高你的天然皮质醇水平，完全唤醒你的身体系统。你的身体知道该怎么做。当你养成良好的睡眠卫生习惯，遵循本书中的小贴士，身体就能形成自然的睡眠周期。

黄金时间睡眠小贴士・3

如果你把健康视为头等大事，那就不要上夜班。如果你把服务视为头等大事，轮班是必需的，那就尽量遵循本书的其他策略，为自己创造良好的条件。许多不想上夜班的人告诉自己，他们别无选择，只能这么做。其实，你总有别的选择的。一旦你说什么事不可能，那就等于拒绝了成百上千个近在眼前的机会。

如果你必须换个工作，按照正常的作息上班，才能拯救你爱人的生命，那你肯定就有办法了。你总是有办法的。我们如果没有撞了南墙，磕得头破血流，通常喜欢保持现在的舒适状态。可悲的是，大多数人（你不可以！）即使头破血流，也还在假装健康幸福。这是因为，他们忘记了最重要的东西。也就是说，只要我们愿意行动起来，都可以成为世界上最有创造力、最勤奋、最机智的人。这种力量取决于我们的决定，不是我们的周遭环境。一旦我们意识到这一点，一切都会朝着好的方向发展。为了你的健康与幸福，一定要下定决心，开始按正常作息工作。真正行动起来，实现你的目标吧。

黄金时间睡眠小贴士·4

这条贴士可以帮助经常轮班的人，以及在大企业工作的人。对于医生、消防员等夜班人士，策略之一大概是，经历完紧张的夜班工作后，多过几天正常的作息时间。习惯的做法是，让他们一周上两三天夜班，然后回归正常。有关护士的研究发现，如果每周保持不同的睡眠周期，一旦时间长了，跟连续几年上夜班的危害一样大。

更好的方法是，上两个月夜班，不按正常睡眠周期工作。然后，接下来的 10 个月，回归自然的睡眠周期，让身体符合自然生物钟。虽然这仍然不是理想状态，但如果我们正常地规划，会发现人体的适应性是不可思议的。对于照顾我们健康的人群，想要改善他们的健康，关键就是要遵循这种模式，再加上本书中的其他贴士。

黄金时间睡眠小贴士·5

在夜间正常睡眠中，人体会遵循一种可预测的模式，即在恢复性深度睡眠（深度睡眠）、惊醒阶段（无快速眼动睡眠）和睡梦阶段（快速眼动睡眠）之间交替。快速眼动睡眠和无快速眼动睡眠共同组成了一个完整的睡眠周期。

每个睡眠周期通常会持续 90 分钟，每晚会重复 4~6 次。因此，6 个正常的 90 分钟睡眠周期就等于总共 9 小时的睡眠。

如果闹钟在你的一个睡眠周期中响了，即使你睡了一整夜，醒来也会头晕眼花。为了早上精神更好，你要开始根据睡眠周期，而不是“8 小时睡眠”标准设定闹钟。比如说，你是晚上 10:00 睡觉，就把闹钟定到早上 5:30（共 7.5 小时睡眠）。这时候，你醒来会觉得更加神清气爽，比你把闹钟定到早上 6:00，打断另一个睡眠周期更好。

如果你想达到精神最佳状态，还可以再加一个睡眠周期。还以晚上 10:00 睡觉为例，把闹钟定到早上 7:00，就可以睡够 6 个睡眠周期。如果你正在紧要关头，需要比以往睡得少，这里有一条不错的小贴士。争取最少睡够 4 个睡眠周期，也就是 6 小时。如果你熬夜到凌晨 1:00（这也不是理想状态，但偶尔会发生），就把闹钟定到早上 7:00，而不是早上 7:30 或 8:00。这样，你醒来开启新一天时，可能感觉会好点。合理地利用这些睡眠技巧，身体会给你带来巨大回报。

人类睡眠周期

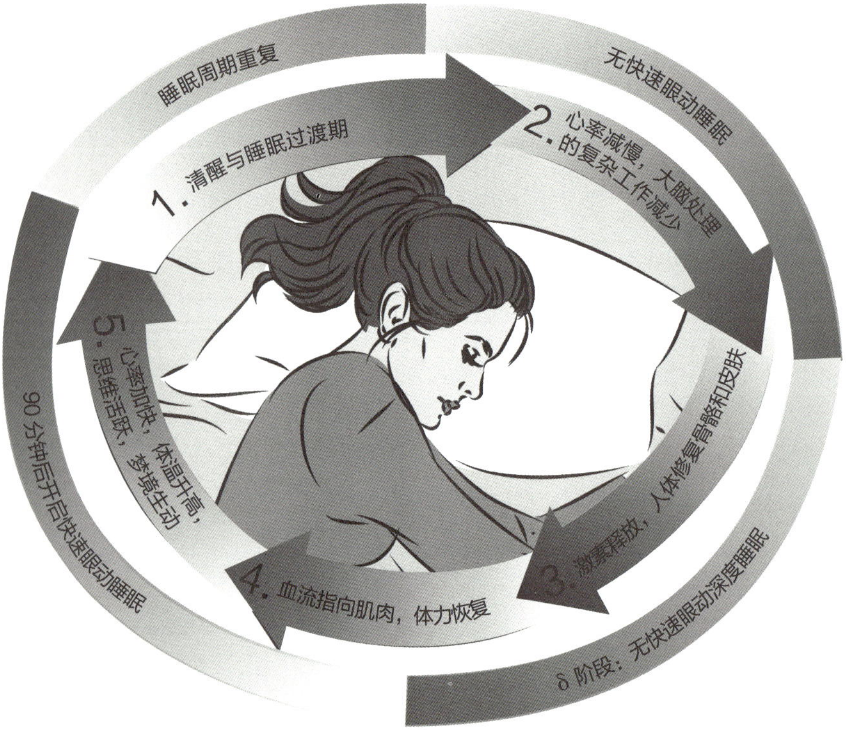
睡眠周期重复
无快速眼动睡眠
1. 清醒与睡眠过渡期
2. 心率减慢，大脑处理的复杂工作减少
3. 激素释放，人体修复骨骼和皮肤
δ 阶段：无快速眼动深度睡眠
4. 血流指向肌肉，体力恢复
5. 心率加快，体温升高，思维活跃，梦境生动
90 分钟后开启快速眼动睡眠

第七章

修复肠道，优化睡眠

你摄入的食物会大大影响睡眠质量。

记住，食物不仅仅是食物——它还是信息。你摄入的食物类型，及其包含/缺乏的营养成分，会自动引发一系列的程序，决定你的身体、健康和睡眠。

不仅如此，肠胃环境会直接带来或打破夜间的优质睡眠。因此，你接下来要了解的内容，真的会给你带来根本改变。

我们在第二章中得知，人体超过 95% 的血清素位于胃肠道中。血清素产生于肠黏膜中的肠嗜铬细胞中。血清素一旦释放，会激活你的身体系统，改善肠动力。血清素基本上有助于整个消化过程的运转。

血清素与睡眠的直接联系是，它是“优质睡眠”激素——褪黑激素的基本成分。两者的间接联系是，血清素和消化健康对大脑和睡眠的影响，几乎超越了你能想到的任何事物。

最近，科学家们指出，人类肠道由大量的神经组织组成，充满了 30 种神经递质（就像大脑一样）。他们还发现，肠道的功能远不止是帮你把吃进去的三明治排出去。

由于肠道中存在大量类似大脑的组织，自然就获得了“第二大脑”的称号。第二大脑在技术上称为“肠道神经系统”，拥有包括大约一亿神经元，比脊髓和外周神经系统中的神经元还多。实际上，肠胃明白怎么轻松规划，只是规划得太多了。

更令人意外的是（这才是惊喜），肠道比大脑松果腺中的褪黑激素至少多 400 倍。研究表明，即使手术切除松果腺后，肠道中的褪黑激素水平还是相对不变。这突出表明，肠道组织（尤其是肠内分泌细胞）本身生成褪黑激素的效率有多高。如果一切正常的话，肠胃中这种真正的睡眠激素将达到最佳水平。也就是说，我希望你开始关注肠道健康。肠道中发生的一切总会大大影响你的睡眠质量。

迷走神经在整个过程中扮演着重要的角色。迷走神经在直通大脑的过程中，可以与心脏、肺部和其他器官互动。加州大学洛杉矶分校的研究人员吃惊地发现，迷走神经中大约 90% 的纤维会将信息从肠道传到大脑，而不是从大脑传到肠道。肠道环境和肠道健康是控制大脑功能的主要系统。这突出表明，迷走神经发生的一切其实并非存在于迷走神经中。

腹部控制大脑，那腹部由什么控制

加州大学洛杉矶分校的研究人员还发现，人体肠道中几万亿的细菌在不停地与肠道神经系统（第二大脑）交流。加州理工学院的研究人员发现，对于血清素的产生，肠道中的某种细菌扮演着重要的角色——这里所说的血清素，也就是我们一直了解的血清素。

人体内部和人体表面的细菌，大约比人体细胞多 10 倍，而大多数细菌生活在肠道中。好了，也不用害怕，本来就应该是这样的。我们在进化过程中，与这些细菌形成了共生关系。你会发现，在自然平衡的状态下，它们有助于调节人体免疫系统、消化系统，甚至是人体睡眠。

有一些“有益菌”，可以与我们的健康产生巨大的共鸣。于是，在身体不舒服的时候，就会有一些“有害菌”或条件致病菌导致许多伤害。然而，即使有害菌也是有用的。想想电影《复仇者联盟》里的无敌浩克，他其实不是个讨喜的角色，却帮助整个团队取胜。但是，如果世界上到处都是无敌浩克，那情况大概就要迅速恶化了。

最重要的是保持有益菌和有害菌的比例。你肯定想让有益菌控制全局。因为，如果有害菌当权，会一直带你去快餐窗口，让你晚上烦得睡不着觉。

《细胞》杂志上发表的一项研究，探讨了不规律睡眠习惯对肠内菌群的影响。研究人员发现，昼夜计时系统会影响人体的细菌平衡。时差等常见经历就足以引起肠道细菌失调，反过来造成代谢紊乱。

在研究中，研究对象都坐了 10 小时的飞机，跨越多个时区，产生了时差反应。研究人员分别在事前、事中和事后分析了研究对象的粪便标本。他们发现，出现时差反应的参与者，有一种细菌水平出现了上升。而这种细菌常见于肥胖症和糖尿病患者体内。然后，等到这些人恢复正常睡眠周期后，这些细菌的水平也回归了正常。

据发现，肠道细菌也有一个昼夜计时系统。每天晚上，它们其实都会“换岗”，让有益菌控制人体全局。如果你不睡觉或没睡好，条件致病菌就会趁机掌控肠道（也就因此控制了大脑）。

实践证明，睡眠不足会导致饮食选择不佳和吃得更多，从而导致有害菌掌控全局（我们在第十三章会了解更多）。有害菌也要吃东西！

改善饮食，改善睡眠

在本书中，我们谈到的有益菌和有害菌都可以称为肠道微生物。为了帮助血清素正常生产，褪黑激素正常分泌，整体激素水平达到最佳状态，你要避免伤害肠道微生物，导致有害菌掌控全局。

临床证明，一些物质会伤害或误导肠道微生物：

- 农药（杀虫剂、杀真菌剂、杀鼠剂）：顺便说一下，这些词的后缀 cide 意思是“杀死”！
- 加工食品：糖分过量被证明会助长致病菌。
- 偶尔或经常使用的抗生素：大多数抗生素不论细菌好坏，直接全部消灭！
- 化学食品添加剂和防腐剂：大多数情况下，食品中不需要添加这些物质。
- 含有氯的水：氯是众所周知的抗生类物质。虽然氯是一种优秀的清洗剂，但即使少量的氯，都会伤害人体的细菌群；如果你所在的辖区允许，最好买一件除氯滤水器。为了获得理想的用水，让身体获得所有不可思议的益处，你可以登录网址 themodelhealthshow.com/water，查询更多信息。

这是肠道紊乱的几个主要原因。不过，问题还不止这样。在社会上，许多我们习以为常的事情，其实根本不正常。我们要去掉眼罩，弄明白一点：人工加工食品的摄入，严重影响着大脑—身体的关联，并损害我们的整体健康。

例如，在我的广播节目中，有一期很受欢迎。在节目中，《纽约时报》畅销书作者、医学博士莎拉·戈特弗里德分享了自己的见解，介绍说无糖汽水会严重破坏肠道微生物。汽水属于深加工饮料，本身就对人体有害，但她说："在对微生物群和新陈代谢的影响上——无糖汽水甚至比普通汽水害处更大，会破坏你的新陈代谢。"许多人意识到，打上"无糖"标签的食品，并不是说就对你有好处。想要建立实实在在的、可持续的健康信息规范，我们还有很长的路要走。但是，在达成这项任务时，不再迷恋广告语本身，就是一场巨大的胜利。

你会发现，最重要的不只是运用有利因素，帮助改善睡眠和健康；而是避免不利因素，确保人体的正常运转。因此，我们就探讨一下人体（和人体细菌）喜欢的一些重要食物和营养，帮助你获得最佳的睡眠状态。

摄入更多助眠营养成分

谈到摄取营养成分，确保身体和睡眠健康，记住这一点：食物是第一位的。当然，在有些情况下，可以巧妙地增加一些营养剂，帮助补充营养成分，扭转可能造成的终生营养缺乏状况（我们在第十七章会深入研究，在本章结尾也会特别介绍）。

对于摄取这些营养，之所以把食物排在首位，是因为人体在进化过程中，“意识到”这些营养可以从天然食品中提取。不是说外瓶包装上标了里面有维生素 C，你的身体就能轻易地从补充剂里吸收。人体从进化一开始，就习惯了某种形式的食物摄取方式，因此，人体细胞（和我们谈到的肠道细菌）可能更喜欢真正的食物，而不是“表兄维尼”上周在实验室里捣鼓出来的精美补充剂。

以下是你要定期摄入的助眠营养，以及包含这些营养的最佳食物：

- 硒：硒缺乏是造成睡眠异常的一个因素。它对人体免疫系统功能和甲状腺功能也非常重要。少量硒元素就能起到重要作用。主要食物来源包括巴西栗、葵花子、牛肉、牡蛎、鸡肉和小型褐菇。
- 维生素 C：美国公共科学图书馆（PLOS）发表的一项研究指出，血液中维生素 C 水平低的人群，遇到的睡眠问题越多，越容易在夜间醒来。富含维生素 C 的食物包括卡姆果、余甘子、针叶樱桃等高级食品，以及灯笼椒、绿叶蔬菜、猕猴桃、草莓、柑橘类、木瓜等日常食物。
- 色氨酸：这是一种关键的营养成分，是人体血清素产生的先兆。色氨酸常见于火鸡、鸡肉、蛋类、番薯、奇亚籽、火麻仁、香蕉、南瓜子、杏仁、酸牛奶和绿叶蔬菜。
- 钾：《睡眠》期刊发表的研究发现，钾元素可能对有睡眠障碍的人有帮助。香蕉通常被认为是钾元素的最佳来源，但是还有许多更好的来源（尤其是你不想摄入过多糖分时）。绿叶蔬菜、土豆、掌状红皮藻（一种富含矿物质的海菜）、西蓝花、小型褐菇和牛油果中就富含钾元素。如果你喜欢牛油果沙拉，这大概是最好的消息了。

- 钙：《欧洲神经病学》（*European Neurology*）杂志发表的一项研究发现，快速眼动睡眠障碍与钙元素缺乏有关。富含生物可利用钙元素的食物包括甘蓝、羽衣甘蓝、芥菜叶、沙丁鱼、海菜和芝麻。
- 维生素 D：根据《临床睡眠医学》杂志的研究，维生素 D 缺乏和白天过度嗜睡有着强烈的关联。富含维生素 D 的食物来源较少，比如说剑鱼、鲑鱼、金枪鱼、马鲛鱼、香菇、牡蛎等。不过，研究表明，提升维生素 D 水平的最佳方法，是适当地晒太阳。

我们在第二章深入讨论过，必要时你可以回头翻看。不过，大家知道，由于受住所和时节限制，我们并不是总能获得足够的阳光照射。因此，至少在一年中的部分时间，可以适当地摄入人工合成的维生素 D_3 补充剂。

维生素 D_3 是人体所需的一种特殊的维生素 D。你可以登录 sleepsmarterbook.com/bonus 网站，阅读补充材料指导，查看我最喜欢的维生素 D_3 补充剂来源。

- Ω-3：牛津大学的一项研究发现，Ω-3 有助于人体获得更深度、更舒适的睡眠。富含 Ω-3 的食物来源包括奇亚籽、南瓜子、火麻仁、核桃、比目鱼、鲑鱼和亚麻籽。值得注意的一点是，Ω-3 脂肪酸对热量比较敏感。因此，热量过高会破坏人体试图摄取的敏感油脂。因此，选择大品牌的亚麻籽油、鱼油和磷虾油等冷榨油是个不错的选择。
- 褪黑激素：一些食物中本身含有少量褪黑激素。研究发现，一些食物有助于提升人体褪黑激素的产生。酸樱桃显然是褪黑激素含量最高的食物来源。不过，核桃、生姜和芦笋中也含有少量褪黑激素。

有些食物能自然提升人体褪黑激素的水平，其中包括菠萝（在某项研究中处于首位）、番茄、香蕉和橘子。

- 维生素 B_6：这种必需的维生素有助于调节人体应激反应，放松人体神经系统。富含维生素 B_6 的食物来源有香蕉、酸牛奶（请选有机不含糖的！）、腰果、花生酱、杏仁、牛油果、鱼类、番茄、菠菜、番薯、海菜和蛋类。
- 益生菌与益生元：益生菌补充剂在当今变得越来越流行。但是，还是有许多食物提供有益菌群，有助于支持健康的消化功能。人类历史上，大多数长寿文化中都包含某种发酵的食品或饮料。以下几种是经过时间检验的：德国泡菜、朝鲜泡菜、腌菜（你可以腌各种菜，想腌多少腌多少！）、味噌、酸牛奶（乳制品与非乳制品）、酸乳酒（乳制品与非乳制品）、红茶菌。

这并不是说，你要开始狂摄入广告推销的酸牛奶产品，或者因此狂吞益生菌药丸。不同的品类中包含的菌株千差万别。想要治愈肠道和消化功能，你的需求也跟别人大不相同。如果你怀疑自己出现了肠道失调，我强烈建议你登录网址 sleepsmarterbook.com/bonus，查看更多针对性的信息。

为了帮助人体系统中有益菌，而不是有害菌的生长，还可以适当增加益生元食物的摄入。益生元本质上是一种混合物，有助于人体系统中益生菌的生长或活动。益生元食物被证实有助于胃部健康和身体健康，举几个例子来说，比如洋姜、生蒜、生洋葱及熟洋葱、蒲公英嫩叶和芦笋。

还有许多其他食物和营养，对人类健康也很重要。食补最好的一点是，你在享受美味的情况下，除了摄入以上列举的营养外，还可以同时吸收一大堆其他营养。而且，这些营养成分都是生物可利用的形式。

毫无疑问，在理想状态下，这些食物最好保持有机状态，减少加工程序（尤其是，我们了解到，化学添加剂会影响肠道健康）。所有这些营养成分都非常宝贵。不过，在这个营养联盟中，还有一个成员。

一种万能矿物质

据证明，镁元素是一种抗压矿物质。它有助于平衡血糖，优化血液循环与血压，放松肌肉紧张感，减少身体疼痛，镇定神经系统。不过，由于镁的功能很多，其往往很快就会被身体耗尽。

在当今世界上，最严重的矿物质缺乏大概就是镁缺乏了。据估计，超过80% 的美国人口缺乏镁元素。一些专家表示，这样的数字其实还是保守的。你的身体系统有可能也面临镁元素不足。提升体内的镁元素水平，几乎可以立即减少身体压力负荷，改善你的睡眠质量。

镁不仅有助于改善睡眠，还有利于整体健康，延年益寿。《重症监护医学》杂志（*Journal of Intensive Care Medicine*）发表的一项研究表明，镁元素缺乏人群过早死亡的概率，是正常人的 2 倍。我不太了解各位，但我本人不想早死。提升镁元素水平，是健康长寿的秘诀。

医学博士马克·希曼来自克利夫兰临床医学中心，是功能医学部的主任。谈到镁元素，他表示："这种关键的矿物质其实负责了 300 多种酶反应，人体所有组织中都有它的身影——不过主要是在骨骼、肌肉和大脑中。细胞要产生精力，许多不同的化学通道要运行，细胞膜要维持稳定，肌肉要放松下来，都离不开镁元素。”

根据你的身体状态，镁元素水平可以变成严重的问题，也可以带来巨大的益处。这当然是不容小觑的事。

除了被证实对身体有影响外，研究还发现，镁缺乏的一个核心症状是慢性失眠。了解到这一点非常重要。因为，只要提升镁元素水平，就会很快对睡眠质量产生巨大影响。

巧妙提升镁水平

我们处在一个高压社会中，人体中的镁元素也以自己的方式耗尽。因此，食物本身无法解决镁缺乏的问题。补充剂也不是提升镁水平的最佳方式。研究表明，有一大部分镁元素是在消化过程中流失的。所以，为了补充镁元素，我们通常会怎么办呢？当然是吃更多补充剂！

问题是，摄入太多低成本的镁补充剂，会让你上厕所时比尤塞恩·博尔特跑得还快。其实，镁元素会促使脏腑产生更多水分，意外导致上厕所次数增加一次或多次。用普通人的话说：你最后可能尿裤子。

谈到镁元素的来源，质量就是一切。少量的优质补充剂，富含镁元素的饮食，可能很有用处（参见下文的小贴士部分）。不过，想要提升镁元素水平，最安全有效的方法是皮肤外用。

几百年来，人们都知道，人体可以透皮（通过皮肤）吸收镁元素。你听说过吗？用泻盐泡澡有助于减少疼痛，缓解压力，提升夜间睡眠质量。泻盐其实是一种被称为硫酸镁的元素形式。

今天，外用镁元素的方式得到了巨大改进。浴镁片和标准镁油的吸收率最高通常可以达到 20%。我自己会用 100% 生物可利用镁，也会给客户推荐 100% 纯度的外用镁，以及完全有效的产品。如果我皮肤上不抹镁元素，晚上几乎就过不去。因为，我一直发现，我用镁的时候，睡眠质量更好了。

重申一遍，由于大量镁元素会在消化过程中消失，理想的方式是从超临界萃取物中透皮吸收。你可以登录网址 sleepsmarterbook.com/bonus，查看补充材料指导，了解我最喜欢的外用镁——镁缓喷剂。

助眠营养成分小贴士 · 1

把外用镁放在床边，上床前先抹一抹。最适合抹的身体部位是：

感觉疼痛的地方（希望你听从我的运动建议，第十一章会讲到！）；

胸部中间（这是与心脏、胸腺平行的主要位置。其中，心脏是人体中最依赖镁元素的器官之一，胸腺是人体免疫系统中主要的调节器之一）；

颈部和肩部周围（许多人颈部和肩部的压力很大）。

将其均匀地喷在皮肤上，轻轻地涂抹。最佳的标准是，每个部位喷洒 4~6 滴。

助眠营养成分小贴士·2

饮食中也要加入富含镁元素的食物。詹姆斯·彭兰德博士来自位于北达科他州大福克斯市的人体营养研究中心。他发现，镁含量高、铝含量低的饮食有助于不间断的深度睡眠。绿叶蔬菜，南瓜子、芝麻等种子类，螺旋藻、巴西栗等超级食物，都是镁元素的集中来源。

助眠营养成分小贴士·3

半夜经常醒来，可能是多种原因造成的。但是，通常被忽视的一个原因是胃肠道问题，即寄生虫。有一个严重的误区是，寄生虫只存在于欠发达国家。那里的寄生虫当然更猖獗，但是，寄生虫是无处不在的。这就是地球的存在模式。一些条件致病微生物希望借助“随便吃”的自助餐，偷偷藏进你的肚子和组织里，拿你当公共交通工具一样。研究表明，寄生虫会让你立即生病，还会产生其他影响，比如说影响你的食物喜好。根据《纽约时报》畅销书作者、医学博士艾米·迈尔斯的观点，寄生虫甚至会影响人体昼夜节律，打乱睡眠周期。

寄生虫的来源主要是食物、饮水、宠物、公共坐便器、无防护措施性行为等。这也没什么好怕的。因为，我们有一个强大的免疫系统，可以隔离和排出这些微生物。然而，现在有许多人受到健康危害，也就更容易受到寄生虫的感染。摄入更多助眠营养成分（和免疫支援性营养），加强人体免疫系统，对身体健康这么重要，也是这个原因。

如果你总是半夜醒来，并且觉得是寄生虫的问题，安全起见还是查查比较好。问题是，标准的检查形式往往得不到全面准确的结果。迈尔斯博士说：“检查寄生虫的最佳方法是粪便检查。大多数医生如果怀疑病人有寄生虫，会进行传统的粪便检查。然而，这种检查不像功能医学中的全面粪便检查那样准确。”通过查看本书的补充资料，你可以在美国任何地方和一些其他国家，获得一次准确全面的检查。就像电影《空军一号》中的哈里森·福特那样，对恐怖分子喊道：“滚下我的飞机！”

助眠营养成分小贴士·4

尽量避免使用可能损害肠道的化学物质，阻碍血清素和褪黑激素的产生。饮食中尽量摄入有机食品、当地食品和未经加工的食品。可以适当吃点你喜欢的东西，但要保证大多数食品是安全的，有助于肠道、大脑和睡眠健康。保证每天摄入 3~5 份含助眠营养成分的食物，你将从身体内部开始改善睡眠状况。

第八章

创造睡眠庇护所

如果你优先考虑的是精神恢复型睡眠，那可以采取一些必要的应对措施。卧室里首先要考虑两件事：①睡觉；②我们马上就能进入状态。

人类是受习惯和住处影响的生物。人类大脑总是在寻找某些模式，继而根据外部环境，自动调整人体行为。过了不久，你每天在特定时间进入不同房间，就不用有意识地考虑要做什么。你会直接走进房间，做你该做的事。也许是早上走进厨房，打开咖啡机；也许是下班后迈进起居室，打开电视机；也许是晚上走进浴室，抓起牙刷刷牙。你其实不用考虑很多，似乎就自然而然地发生了。事实上，如果你想来点不同，甚至会觉得不舒服。（你试过用另一只手刷牙吗？感觉怪怪的，好像你用的是脚一样。）

为什么你会自动养成习惯？为什么想做点改变那么困难？简单说来，这就是大脑的运作方式，全要归结于“髓磷脂”的神奇力量。

髓磷脂是一种对神经纤维起覆盖、保护和隔离作用的脂肪物质，可以让神经纤维在大脑和身体不同部位间快速产生冲动。髓磷脂包裹在（控制人体活动的）神经通道外侧。每当一个行为重复时，髓磷脂就会增长——随着时间的推移，信号会变得越来越快，越来越顺畅。这就产生了我们通常所说的“肌肉记忆”。

新手第一次挥杆打高尔夫球时，要考虑每个小细节，还只能打到一半的距离。老手打过几年高尔夫球后，甚至不用担心技术细节，就可以把球打到很远的距离。新手与老手之间的差异，就是因为髓磷脂的增长。不是所有人都可以像电影《高尔夫球也疯狂》里的基尔默那样，把球打到几百码的距离。世界上最出色的高尔夫球选手，打球动作已经非常自动化了。打球对他们来说，就跟呼吸一样自然。

同步放电的神经元因而彼此串联在一起。因此，你经常重复的动作，其实会在大脑中形成一个固定结构。提到睡眠环境时，如果你允许卧室里发生许多随机事件，那么，你就可能无法形成一进卧室就想睡觉的强大神经关联。

当你走进卧室时，一部分大脑会活跃起来，渴望看电视、打开电脑工作、回邮件或浏览社交网站。大脑不一定会听你的指示，而会根据习惯做事。你可能会认为，你是一个“成熟”的大人，能自己决定什么时候睡觉。但是，我们只是基础程序相同的“大宝宝”。你创造的卧室环境，你在卧室里做的事，都会严重影响你的睡眠质量。

关键的一点是，把工作带到床上，可能是你犯下的最影响睡眠的过错之一。如果不注意的话，这样不仅会给睡眠带来负面影响，还会严重影响性生活。在第十二章，我们会进一步探讨，如何通过改善卧室环境，提升睡眠质量。现在，我们先看看在卧室里加点什么小物件，创造一个睡眠庇护所，尽量获得质量最高的睡眠。

「安下心来」

当你想象庇护所的样子时，你会想到什么？你会想到清新的空气、流动的水、漂亮的植物、安静的环境。好消息是，这些都是你可以在私人睡眠庇护所里创造出来的。

空气清新是非常重要的。你呼吸的空气离子会活力下降，变得“不新鲜”，你知道吗？你呼吸的空气带到细胞里的不只是氧气，还有对健康很重要的其他离子元素。家里的空气变得不新鲜以后，空气离子就开始失去（负）电荷。想要改善环境，你只要让空气再次流动起来。只要打开窗户或打开风扇，就可以让卧室的空气重新恢复活力。

如果你处在没窗户的可怕环境，或者室外温度为 -20℃，你就可以用优质的空气离子发生器，恢复家里的空气质量。负离子大量存在于瀑布、海洋和山河附近。我们许多人在这些环境中呼吸过“新鲜空气”，从经验上了解它的治愈作用。你其实可以选择合适的空气离子发生器，产生一些类似的积极作用。

负离子可以从三大方面改善健康：

1. 通过提供自由电子，让空气更清新。
2. 使异味、真菌、霉菌、寄生虫和有毒化学气体氧化。
3. 吸附灰尘、花粉、烟气、宠物毛屑，形成较大的颗粒（更易于从家里清理出去）。

空气离子发生器不仅有助于改善睡眠空间，还可以改善整个家庭环境。

市场上有几类空气离子发生器，你可以登录网址 sleepsmarterbook.com/bonus，查看补充材料指导中我最喜欢的品类列表。

如果在冬天，你没法开窗户或开风扇，加速屋内的新鲜空气流动，至少要用一台简单的加湿器。这不仅可以改善空气质量，有助于加速入睡，还可以防止黏膜干燥，降低被感染的可能性。

加湿器可以让空气恢复一些湿润，提供我们在庇护所中发现的水分子。此外，一些人还发现，这种桌面喷泉或"迷你瀑布"的声音，对夜间放松心情、改善睡眠很有帮助。显然，我说的不是水龙头的漏水声。不过，研究表明，听到流水声以后，人体的心跳和呼吸都会放缓。对于长期遭受睡眠问题的人群来说，流水声其实效果很好。

伊甸园

有植物的生活几乎就等同于天堂。家里种上植物好处多多，让人没法忽略。好了，你不用像音乐剧《绿魔先生》那样，让植物操控你的小屋。不过，适当地选一两棵室内植物，可以真正地创造奇迹。

就拿常春藤为例吧。美国国家航空和宇航局把它列为头号空气过滤的室内植物。它拥有无法比拟的甲醛（一种常见神经毒素）吸收能力。而在当今高度工业化的世界，我们大多数人都暴露在甲醛中。它非常好养，适应能力强，可以养成吊兰或直接放在地板上，所需温度和阳光适中。

适合睡眠庇护所的另一种重要植物是多年生虎尾兰。它不需要许多阳光或水，就能茁壮成长。最重要的是，它夜间吸收二氧化碳，释放氧气（大多数植物是白天这样）。因此，它是改善卧室空气质量的绝佳植物。

不容否定的是，某些植物的外观和味道也对人体有镇定效果。就拿藤蔓植物茉莉花为例吧。根据西弗吉尼亚州威林耶稣大学的一项研究，茉莉花可以提升睡眠质量，降低焦虑情绪，改善醒来后的心情。据发现，茉莉花的味道并不会让人增加睡眠量，而是通过减少对正常睡眠的干扰，提升睡眠质量。尽管茉莉花不是传统的室内植物，现在却开始越来越受欢迎。此外，据发现，茉莉花和其他植物的精油也有许多类似效果。如果你想获得这样的好处，可以使用精油喷雾器，或睡前直接滴在枕头套上。

无论是种几棵植物、增加舒缓的水声，或者改善空气质量，只要是能让你感到放松和舒服的事，你都可以在睡眠庇护所里尝试。把卧室变成一个充满平和、镇静和轻松的神圣地方。然后，当你走进睡眠庇护所时，就很容易平静地进入梦乡。

睡眠庇护所小贴士 · 1

至少种一棵室内植物，改善家里的空气质量，并以此为起点。如果你不擅长园艺，几乎没有打扮过自己（更别说照顾植物了），那请选择一棵好养活的植物。养室内植物的好处不容忽视；只要确保选择适合你的植物，而不会成为你的累赘。如果你不知道上哪儿买室内植物，直接查看本书的补充材料，看看去哪儿找到许多流行的品种（有些甚至可以直接送到门口）。

睡眠庇护所小贴士 · 2

如果你跟别人合住，跟他 / 她商量好，别把工作带进卧室。这是你们两人共有的神圣空间。通常情况下，只要进行心贴心的交流，就能确保所有人达成共识。能不能坚持共识，最关键的就看你自己了。因此，要管住你自己，把床预留给睡眠，以及第九章将要介绍的性高潮。

SLEEP SMARTER

第九章

享受性高潮

卧室还有一个主要作用（别假装你不知道似的）。对大多数人来说，性高潮就像一剂不折不扣的镇静剂。研究表明，在性高潮期间，男女都会释放多种化学物质，包括催产素、血清素、去甲肾上腺素、后叶加压素和垂体催乳素。

但是，心动不如行动，对吧？虽然大多数人都知道，性高潮可以引导睡眠。那么，有多少人真正利用起来了呢？我们来深入研究一下这些化学物质，看看性关系对夜间睡眠的作用为什么那么大。

催产素

催产素有时也被称作爱情激素或拥抱激素。因为，当人们进行拥抱、触摸和性关系等亲密活动时，催产素可以促进人与人之间的亲密关系。

性高潮会提升催产素的水平。根据期刊《调节肽》（*Regulatory Peptides*）的研究，催产素具有镇定功能，可以对抗皮质醇，有助于促进睡眠。

催产素通常产生于下丘脑，存储于脑下垂体。催产素与人体主要腺体和器官有着深层联系，它的释放也会刺激许多身体活动，包括另一种让人感觉良好的化学物质叫内啡肽。当你释放让人放松的激素和内啡肽时，有助于获得优质睡眠。关于“内啡肽”（endorphins）这个词，有一点很有意思：它起源于两个词，即“内生的”（endogenous）和“吗啡”（morphine）。“吗啡”的词源是摩耳甫斯（Morpheus），是古希腊神话中的睡神。

血清素

在以前的章节中，我们讨论过血清素，了解到它对睡眠的巨大影响。血清素是一种强大的抗压神经递质。想要提升血清素在体内的释放量，另一种途径是性行为。当你感到自己很重要时，也会产生血清素。所以说，这不仅是有关性行为的问题，还涉及亲密关系、两性关系和综合体验。

根据期刊《神经生物学进展》（*Progress in Neurobiology*）发表的研究，对于获得和维持正常的睡眠—清醒周期来说，血清素起着关键性作用，就像基于肾上腺的激素——去甲肾上腺素一样重要。

去甲肾上腺素

去甲肾上腺素也叫降肾上腺素，在人类大脑和身体中起到激素和神经递质的功能。它在调节人体唤醒系统、维持正常睡眠状态方面，扮演着重要的角色。

人体一进入睡眠状态，就开始分泌血清素，让人进入无快速眼动的深度睡眠。去甲肾上腺素的分泌发生在快速眼动睡眠中，有助于强化快速眼动睡眠，带来所有生理学益处。研究表明，不同睡眠阶段间的转换，很大程度上源于这两种神经递质的关系。

去甲肾上腺素也会参与褪黑激素的合成，并通过这种方式，帮助调节正常的睡眠—清醒周期。去甲肾上腺素由中央神经系统、自主神经系统和肾上腺释放，对平衡身体整体的应激反应扮演着关键角色。

后叶加压素

《临床精神药理学》杂志（*Journal of Clinical Psychopharmacology*）上发表的一项研究发现，后叶加压素可以提升睡眠质量，降低与睡眠相关的皮质醇水平。

后叶加压素合成于下丘脑中，储存于脑垂体后叶。有证据表明，它在社交行为、性动机、配偶关系和整体应激反应中扮演着重要角色。它是一种比较复杂的多功能激素。但事实上，在性关系发生后，它可以直接释放到大脑中。因此，研究人员认为，它与催产素一起，有助于提升放松反应。

催乳素

催乳素是一种与性满足相关的激素。它也与睡眠密切相关。研究表明，催乳素水平在睡眠中自然升高，动物注射这种化学物质后，会立即变得困倦。

研究清晰地表明，男女在经历性高潮后，在一个多小时中，血浆催乳素浓度会大大提高。照这种说法，我们总算明白，为什么性行为有时也被称为“跟某人睡觉”。

男性通常不能马上“再来一轮”，而需要时间恢复，也是因为催乳素的释放与性满足相关。还要注意的是，男性在性交高潮时产生的催乳素，比手淫高潮时多 4 倍。

根据《性医学》期刊（*Journal of Sexual Medicine*）发表的研究，对女性来说，与催乳素激增密切相关的，是性高潮质量和后续的性满足。这种垂体激素有助于改善免疫系统功能，提升睡眠质量和生活质量。这也是为什么你要靠近一点，享受性高潮带来的健康功效。

换一种思路

根据最近的研究，不仅和谐性生活有助于带来优质睡眠，优质睡眠也有助于推进和谐性生活。

《性医学》期刊发表的一项研究发现，睡眠量更多的女性，性欲更旺盛，在性关系中更容易兴奋。研究还发现，好好睡完一觉后，第二天发生性行为的可能性会提升 14%。

最需要关注的一点是：如果你想要一个健康快乐的女人，那就要尽量保证她晚上睡好觉。

睡眠不足会降低两性的性欲，导致性健康不良。睾丸激素在其中扮演着巨大的作用。《脑研究》（*Brain Research*）提供的数据表明，睡眠不足本质上会导致男性睾丸激素减少。睾丸激素水平低会导致一系列问题，比如体脂提升、心情抑郁，甚至是勃起功能障碍。

医学博士乔恩·L. 普赖尔来自明尼阿波里斯市的明尼苏达大学医学院，是那里的泌尿外科教授。他说："睡眠不足会提升勃起功能障碍的风险。"这是因为，当你睡眠不足时，睾丸激素水平会骤降。更有甚者，由于睾丸激素低会导致性欲低，你可能根本提不起兴趣来。

为了改善性健康，必须要改善睡眠质量。这样做可以恢复活力、精力和性欲，也是通常被人们忽视的强效手段之一。睡眠不足会让情况呈指数级恶化，高质量睡眠会让情况呈指数级优化。

练习安全睡眠

性行为和性高潮的好处远远不只是改善睡眠，还可以提升免疫系统，对抗抑郁症，最终有助于延年益寿。我们获得和给予性高潮的能力，与身体健康紧密相关。

我们要再次明确性高潮的效果为什么那么好。大脑在性兴奋中起到重要作用，其实是最大的性器官（谁说尺寸不重要的？）。培养大脑和身体的联系，对于获得满意的性生活、最佳的睡眠质量至关重要。

负责任，有乐趣，享受性高潮，有助于获得幸福生活。

性高潮小贴士 · 1

交流一直是性关系方面的关键。每个人都是不同的。一件事能让一个人满意，不一定能让另一个人满意。研究你爱人的喜好，弄清自己的喜好。我们大部分人的洞察力没那么强大，把你的喜好告诉爱人，告诉你的伴侣什么吸引你，怎么能让你达到高潮。我敢保证，这些信息对你们俩都很有价值。

性高潮小贴士 · 2

营养和锻炼也对性健康非常关键。保证要根据第七章的建议，在每天的饮食中加入大量的助眠营养成分和食物（事实证明，它们大多数也有益于生殖系统！）。在随后的章节中，我们会提到更多高效营养和锻炼信息，所以，准备行动起来吧，你很快就能看到效果。

性高潮小贴士·3

让自己动起来。性关系影响睡眠的一个明显原因是体力消耗。等你扭动身躯后，自然会觉得疲惫。不要大多数时间只是呆呆地躺着。动动身子，参与进来，全力以赴。躺着接受当然也很好。但是，如果你想获得最佳睡眠，就要付出点精力。

第十章

调暗光线

人们公认，我们在黑暗的环境中睡得更香。可是，还是有许多人没有好好利用这一点。

卧室里的任何光源都会打乱睡眠模式。对大多数人来说，即使戴上眼罩，也不是100%有效的。

你知道皮肤上其实有光感受器吗？它们类似于视网膜中的光感受器，所以，皮肤其实是“看”得见的。布朗大学的研究人员发现，皮肤细胞也会产生视紫红质——一种在视网膜中发现的感光化学物质。如果卧室里有光源，你的身体会接收光线，向大脑和器官发送信息，从而干扰睡眠。

康奈尔大学进行的一项研究验证了这一点。研究人员把光纤电缆放在一位被试的膝盖后面，照亮相当于25美分硬币大小的一块皮肤。尽管被试几乎躺在黑暗中，这一小块光却足以影响被试的体温和褪黑激素分泌。这再次证明，想要获得最佳睡眠，不只是要闭上双眼，还要创造良好的睡眠环境。

光的黑暗面

在完全黑暗的环境中睡觉非常重要。所以，夜间的光线被称为“光污染”。光污染是指人造光带来的任何负面影响。在进化过程中，人类（和大多数其他生物体）都适应了可预测的光线和黑暗阶段，用来设置自己的生物钟。一旦人造光成为社会标准，就会大大改变我们白天的时长。我们不再是12 小时见光，而是可以依靠人造光，创造一个 24 小时的不夜环境。虽然研究显示，一些古人类社会也跟现代社会的睡眠时长类似，但在睡眠质量上却差异巨大。我们自然的光暗周期受到干扰，从而影响了睡眠。

光污染最毁灭性的影响之一，被证实会影响褪黑激素的产生。研究表明，通常在睡觉的时候，暴露在室内光源中，将抑制 50% 以上的褪黑激素水平。这可不是好事！

我们已经谈论过褪黑激素对睡眠的价值。事实上，褪黑激素对身体的益处不仅在睡眠方面。研究证明，褪黑激素有助于：

- 改善免疫系统功能
- 维持血压正常水平
- 减少癌细胞扩散和肿瘤生长（包括白血病恶化）
- 提升 DNA 保护能力和自由基清除能力
- 降低患骨质疏松症的风险
- 降低大脑中产生溶菌斑的风险（就像阿尔茨海默病病人的大脑一样）
- 缓解偏头痛和其他疼痛

✦ 改善甲状腺功能

✦ 提升胰岛素敏感度，加速体重减轻

褪黑激素就像是激素中的博·杰克逊[1]。谈到褪黑激素与健康的关系，它“知道”怎么帮忙。

没有获得足够的睡眠，没有在黑暗环境中睡觉，都会让你加速衰老，降低身体活力。所以，在所有新发现数据的支持下，改善睡眠的最佳方法是让卧室暗下来。

现在大部分商家卖的遮光帘很受欢迎，你可以给自己买几块。把卧室里的任何长明灯都挪出去。我敢保证，如果你今晚就做这两件事，明天一定会感谢我。睡眠专家建议，卧室要黑到伸手不见五指的程度。在我成长过程中，夜里一直伴随着灯光。所以，这也是我要走的一大步。

谈到夜灯，来自费城宾夕法尼亚大学眼科学院的研究人员发现，即使是一盏简单的夜灯，也会导致儿童近视，造成今后严重的视力问题。在研究中，479 名 2 岁以下的儿童被分为三组：（1）在完全黑暗中睡觉；（2）开一盏小夜灯睡觉；（3）开一盏卧室灯睡觉。结果是令人震惊的。

研究人员发现，在黑暗中睡觉的儿童中，最后有 10% 近视；而开夜灯和开灯睡觉的儿童，得近视的比例分别为 34% 和 55%。虽然研究没有考虑每一种变量，但灯光肯定是需要注意的问题。这不仅对我们成年人很重要；如果家里有孩子和孙辈，也要关注灯光的影响。

在完全黑暗的环境中睡觉，是我们的基因决定的。今天，卧室里彻夜有亮

[1] 博 · 杰克逊，生于 1962 年 11 月，前棒球与美式橄榄球运动员。1989 年到 1990 年间，他因耐克公司的《博知道》（*Bo Knows*）广告为人所知。

光是很普遍的。既然你无法控制外面的世界，就要控制好家里的世界。新大灯和 LED 路灯会释放一些最影响睡眠的光谱。所以，买几块遮光帘才那么重要。

行动起来，把卧室变成适合睡觉的舒适小窝。就我个人来说，我的睡眠很快就改善了。我把卧室弄暗以后，获得了有生以来最完美的睡眠。

勒克斯电容器

我们没法回到过去。整个社会非常依赖灯光，我们也无法改变这个事实。不过，我们还可以做几件事，减少过多灯光带给身体的负担。

哈佛医学院的一项研究发现，夜间光照造成身体生物钟紊乱，这一点我们已经知道了。不过，他们还发现，各种颜色的光线影响也不尽相同。

哈佛研究人员进行了一项实验，在同样光照强度下，对比在蓝光（也就是我们在日常生活中，科技设备释放的屏幕光）和绿光下暴露 6.5 小时的不同结果。蓝光对褪黑激素的抑制时长大约是绿光的 2 倍，对昼夜节律的影响也是绿光的 2 倍（分别是 3 小时和 1.5 小时）。

研究表明，只要改变夜间的光线颜色，就有助于预防强烈蓝光对褪黑激素的威胁。

颜色甚至还有对应的温度，左右它们对人体的影响。根据开氏温标[1]，蓝光的光谱值最高。也就是说，蓝光出现时的温度较高，而红光出现时的温度

[1] 一种标定、量化温度的方法。

较低。这与文化关联中，红色的“火热”和蓝色的“冰冷”恰恰相反。

所以，哈佛研究人员推荐夜里使用暗淡的红光。根据他们的数据，“红光对昼夜节律的改变和褪黑激素的抑制作用最小”。

不同环境下的照度 [1]

照度	光照来源
0.0001 勒克斯	没有月亮的阴暗夜空（星光）
0.002 勒克斯	没有月亮、有夜光的晴朗夜空
0.27~1.0 勒克斯	满月的晴朗夜晚
3.4 勒克斯	晴朗天空下，民用曙暮光最暗时
50 勒克斯	家庭起居室灯光
80 勒克斯	办公楼走廊 / 卫生间灯光
100 勒克斯	非常黑暗的阴天
320~500 勒克斯	办公室灯光
400 勒克斯	晴天时的日出或日落
1000 勒克斯	阴天；普通电视演播室灯光
10000~25000 勒克斯	完整的日光（非太阳直射）
32000~100000 勒克斯	太阳直射

相比台灯和顶灯标准灯泡下的热光，晚上试着用蜡烛的柔光，过渡到完美的夜晚睡眠。世世代代以来，人类都在使用珍贵的火光做饭取暖，照亮夜晚的路。不过，请记住，家里还有这样小小的一团火。所以，请怀着敬意和

[1] 照度，即光照度，是一个物理学术语，指物体单位面积上所得到的光通量，单位为勒克斯（Lux 或 Lx）。

关注使用蜡烛。

你甚至可以把家里的某些照明灯、几盏台灯换成红色灯泡。这样可能还会打造一个性感的环境，让你解决第九章里提到的问题。无论你喜欢摇滚、节奏布鲁斯、乡村音乐，甚至是韩国流行音乐，没几首歌能唱出红光的作用。

还要记住，重要的不只是灯光颜色（不过，这一点真的非常重要），还有以勒克斯为单位的照度。我们从表格中看到，阳光直射的照度最高可达 10 万勒克斯。对比祖先从月光获得的正常照度（还不到 1 勒克斯）就能看出来，我们通常接受的夜晚光照有多么不正常。

室内光的照度为 50~500 勒克斯。如果你晚上直接暴露在这些光照下，就会自动抑制褪黑激素的产生。遵循第三章的建议，天黑后少看屏幕，晚间家里用冷色调光线，夜里卧室尽量调暗，保证褪黑激素的产生和你所需的睡眠。

调暗光线小贴士 · 1

你不仅要隔绝外界的光线，还要减少卧室里的烦人光线。罪魁祸首之一是恶狠狠盯着你的闹钟。白字闹钟、蓝字闹钟比红字闹钟的破坏性更大。办法之一是，你可以直接把闹钟盖上。办法之二是，用带调节器的数字闹钟，可以在睡觉时关掉闹钟等。不论是把闹钟盖上，还是换个好点的闹钟，都会帮到你。

调暗光线小贴士·2

为了准备好在漆黑的屋里睡觉，你可以关掉家里的电灯，降低光线照度，或者换上不同颜色的灯泡。数据表明，红光的效果很好，可以选择蜡烛光，也可以选择散发浅粉橙色光的喜马拉雅盐灯。某项研究表明，就像在第八章中讨论的那样，盐灯可以产生有益健康的小部分负离子。这也表明，你不用为了享受盐灯，而让内衣被光照得五颜六色。

调暗光线小贴士·3

使用遮光帘的真正目的，是挡住屋外的非自然光。但是，如果你住的地方没有街灯，没有邻居的门廊灯，没有在路上开来开去的汽车，遮光帘就不是完全有必要的。当然，每月的特定时间，你可能见到明亮的月光。但是，我们从勒克斯表格里看到，相比你接收的其他光源，月光的照度是非常小的。要小心的光污染主要是非自然光，而不是月球巧妙反射完太阳光后发出的自然光。

调暗光线小贴士 · 4

安好遮光帘后，你可能发现，还会有一些光肆意地漏进来。你可以直接卷起一块毯子或毛巾，把那个地方盖起来。《纽约时报》畅销书作者、疗骨学博士约瑟夫 · 梅可拉医生建议，即使在阳光灿烂的中午，你一走进卧室，里面也该是很黑的。除非你自己愿意，否则不要漏进来任何光。想要获得最平静、最舒适的睡眠，摆脱卧室里的光污染是非常关键的。

SLEEP SMARTER

第十一章

讲究方法，好好锻炼

恰当的锻炼通常被认为是青春的真正源泉。比如说，肌肉里就含有抗衰老激素，有助于防止 DNA 氧化。研究表明，体内的肌肉越多，你就可能显得越年轻，寿命越长。

锻炼与睡眠的关系是怎样的？其实，两者像是花生酱和果冻的关系。你在健身房锻炼时，其实是不会塑形的。你在锻炼时其实是在拆解身体，在肌肉纤维中形成成千上万的小碎片。你离开健身房时，其实比刚进去的体形要差。如果做完一组强度锻炼，去做血检和激素检测，你的应激激素会上升，炎症指标会提高，甚至连血糖也有点不正常。但是，你本身没有任何“问题”。你做完强度锻炼，等身体恢复后，就会对身体很有好处。

其中的秘密就在于，锻炼带给身体的变化，是通过睡觉实现的。在睡觉中，身体会释放大量有益激素，引导出修复系统，让你达到空前的最佳状态。锻炼可以让你接触强大的健康压力源。但是，只有你正常休息和恢复，才能获得丰厚的回报。

对许多人来说，最大的问题在于，健康压力源会变成不健康压力源。把锻炼加到工作问题、家庭问题、未付账单、不良饮食、精神与情感挣扎等组成的大列表里，就会产生整体的“压力负荷”。

压力负荷是指生活中的压力总和。压力不一定都有害，但压力过大会让你垮掉。

锻炼可以给你带来惊讶。事实上，想要找到最健康的自我，锻炼是一项必需因素。你会受到很多积极影响，从提升胰岛素敏感性，到增强健康基因功能，再到加快新陈代谢。但是，当锻炼强度达到你难以承受的压力负荷时，会导致一些严重的问题。

关键问题不在锻炼本身，而在于锻炼的时间和方式。为了优化睡眠（并优化锻炼结果），你活动时要遵循几个原则。

晚上不适合锻炼

位于北卡罗来纳州布恩镇的阿巴拉契亚州立大学最近一项研究发现，如果你想在晚间获得最佳睡眠，晨练是理想的选择。研究人员跟踪了参与者的睡眠模式，其中，参与者的锻炼时间分别是早 7:00、下午 1:00 和晚 7:00。

结果发现，早 7:00 锻炼的人比另两组的睡眠时间更长，拥有更深度的睡眠周期。事实上，晨练最多可以修复晚间 75% 的“深度睡眠”阶段。如果你想延年益寿，让身体更健康，这就是一个深刻的重点。

对有些人来说，这听起来可能不符合直觉判断。他们认为，人们在高强度锻炼之后，会入睡更快。晚间锻炼最大的问题之一，是会大大提升你的核心体温，而体温降下来要花 4~6 小时。我们在第五章说过，人体会经历体温调节的过程，降低核心体温，创造最佳的睡眠环境。如果睡前漫无目的地提升核心体温，会妨碍你获得最佳的睡眠。

不过，如果你想晚点锻炼，也不用担心。研究发现，在锻炼之后，核心体温下降后的值其实比往常要低一点。因此，如果你合理地调配时间，也能成为最佳睡眠的金钥匙。

从体温调节的角度看，选在午后或傍晚锻炼非常不错。比如说，如果你在下午 4:30 锻炼，晚上 10:00 睡觉就正好。到那时候，锻炼时分泌的应激激素已经降下来，副交感神经系统（“休息与消化”系统）接管身体，核心体温也降了下来，为睡眠时间提供最佳的内部环境。

因此，如果你要选择锻炼时间的话，选在早晨是对睡眠最有利的，选在傍晚能带来一些好处（时间安排得当的话）。如果你想要明显改善睡眠，选在下午几乎没有效果，或完全没有效果。无论选在什么时候，锻炼和运动都很重要。但是，想要充分利用锻炼的好处，就要遵循自然的激素周期。

我们从第二章的皮质醇释放表得知，为了便于身体活动，我们在早晨会迎来皮质醇高峰。这就是晨练有助于睡眠的准确原因。晨练有助于刺激皮质醇的正常释放，让皮质醇周期步入正轨。随后，皮质醇在白天会慢慢下降，等到自然入睡时间达到最低点。所以，如果你只是为了发布社交状态，那么，凌晨 1:00 还在锻炼，只能显示你的热忱。但是，想要防止身心受到压力危害，这么做恰好是不明智的。

现在，在 24 小时健身房里，经常见到执着的人们锻炼到深夜。我也参加过许多次午夜锻炼。（注意：当时我还在上大学，决策技能还没有完全形成。）我会在晚上 10:00 进入健身房训练，半夜打一场篮球，甚至深夜还能跑一两圈。

我们年轻的时候，总是什么也不想，就喜欢参加这样的活动。许多人会疯狂地吃东西，熬夜到凌晨，还能照常醒来，通过考试。刚过了10年，如果你再想这样做，好像会觉得混乱不堪。

那么，这是怎么回事？为什么我们年轻的时候，可以连吃两份芝心比萨，还能保持得比较瘦呢？为什么我们可以熬夜到很晚（我们已经了解到熬夜的各种害处），身体功能一切正常呢？好吧，简单说来，在生命的那个阶段，我们拥有一种神兽基因（这里的“神兽”不是学名，但这样形容比较合适）。我们会产生大量合成代谢激素，推动基因库在未来的成功。

因此，我们在6岁、16岁，或其他岁数时，所有人的照片各不相同。人体激素变了，身体也就变了，这就是真正的转换魔力。在第十三章中，我们会进一步探讨如何优化激素功能，让青春激素（神兽激素）回到身体系统中。就目前而言，关键是要明白，大学里的这些行为不是没有代价的。事实上，研究表明，这其实会加速老化，加快青春活力的退化。

今夜，我们很年轻——明天，我们没那么年轻

我们到底能活多久？能最准确表明这一点的，是我们身上一种叫端粒的生物标志物。端粒就像防止磨损的小塑料鞋带头儿。不过，端粒不在鞋带上，而是在染色体末端、防止染色体损坏和磨损的“帽状”结构。

随着年龄的增长，我们的端粒片段就开始缩短，直到最后消耗殆尽，使

这种微孔材料分解掉。基本上，老化的过程就是这样。这样的过程每天都在发生，多年来都在缓慢进行着。不过，这里有一个大问题：研究确认，某些生活习惯会减缓或加速端粒长度的缩短过程。加利福尼亚大学的科学家研究后发现，睡眠不足是加速端粒长度缩短的最大诱因之一。

也就是说，我们十几岁到 20 岁刚出头，决定放弃身体所需的睡眠时，当然更容易“维持过去”。但是，我们在不知不觉中加速了老化。当一切戛然而止时，我们甚至不知道为什么。

突然之间，你没以前那么有活力了。突然之间，你更容易得病了。突然之间，你开始体验更多疼痛。突然之间，你很难摆脱不必要的体重了。我说的不是七八十岁的老人——我说的是，许多二十八九岁的人正在经历这些！我们无意中加速了老化过程。几乎没人有机会弄清楚为什么。

所以，我们要把聪明睡眠法的信息快速分享给孩子们——尤其是高中生和大学生——让他们获得足够的知识，帮助他们在未来的许多年中保持健康、强健和年轻。

对所有人来说，比较欣慰的一点是，通过健康的生活方式，我们可以加固端粒的长度。《内科学文献》(*Archives of Internal Medicine*)发表的一项研究发现，相比活动量极少的人群——每周活动时间大约 16 分钟，活动量适中的人群——每周花大约 100 分钟打网球、游泳或跑步——其端粒平均要年轻五六年。这等于在重申，锻炼犹如一口可以随意饮用的青春之泉。再加上锻炼对睡眠的改善作用，我们就弄明白了，为什么想要健康和长寿，就必须坚持合理锻炼。

这里非常关键的一点是，要合理安排锻炼时间。熬夜显然是有负面影响的，锻炼到很晚的坏处更大。这里说的不只是熬夜和晚间锻炼的问题；凌晨

3:00 起来，打断睡眠，在跑步机上奔跑也不是个好主意。根据天生的激素周期，你这会儿不该起来，在健身房进行高强度的锻炼。好好利用这点常识，合理安排生活，选择最佳的锻炼时间，拥有一个健康的身体。你比想象中更强大。记住，我们不只是环境的产物，也是环境的创造者！

超乎想象的疯狂

我几年前有个客户，从法国搬到美国上大学。他跟我在健身房锻炼，想实现几个特别的体能目标。我做了一些分析后，发现他已经被睡眠障碍折磨了大约 8 年。他晚上通常睡不过 4 小时，被诊断患有临床失眠症。

我可以告诉你，他脸上和身体上都写着失眠二字。我对他说："我可以在健身房里监督你一整天。可是，除非你恢复正常睡眠，否则就别想达到你想要的身体状态。"他不想正视问题，因为在以前，那对他来说太难了。不过，他答应试试我的几条建议。用法语说，余下的都是历史（histoire）了。

他以前坚持了很久的有氧运动。我让他暂时不要做有氧运动。我们专注于超级组合版的高强度力量训练。他的锻炼时间很短，但强度很大。刚过了几天，一切都改变了。

他跟我锻炼一周后，过来找我说："我不知道你做了什么，但我睡得像个小宝贝。"（记住，他说话带法语口音。）对他来说，这是一次大变革，永远改变了他的生活。

再强调一句，锻炼本身是一种压力源——如果剂量合适，会对人体产生不可思议的益处。不过，只有你的身体选择适应（获得充足的睡眠），才会产生益处。

常规中速慢跑是一切长期有氧运动之母。当你在慢跑时，会让交感神经系统持续燃烧 30 分钟左右。而且，你分泌的所有应激激素都不会分解和排出——它们在你身体内，就像注水太多的气球。

跑步对你有益吗？当然。但是，要注意一些重要警告。我们被误导认为，长期以慢跑形式作为“有氧运动”，是减肥的理想方式。现实可能远非如此。长跑通过一种叫糖原异生的过程，会大大提升肌肉的流失量。肌肉是你身体的脂肪燃烧组织。如果你因为跑步太多，导致肌肉流失，就会减缓新陈代谢。你还会发现，如果每天不停地跑步，你会快速增肥。你可以像阿甘那样跑个不停。但是，我会继续选择不参加。最重要的是：你不用为了减肥长期跑步。那样想就像认为牙仙存在一样。

最重要的一点警告是，只有你真心喜欢，才需要长跑。如果你跑步不是为了减肥，而是为了思考和享受，那就加油吧！要保持清醒和理智，做些接下来要学的东西。

重质不重量

为了获得最佳的激素反应，你要做些举重练习。这将刺激身体分泌更多的合成代谢激素，让你感觉更好、气色更好，睡眠也更好。

大多数男性觉得没问题，但许多女性认为，举重会让她们变成“大块头”。事实上，大多数疯狂举重的男性还在努力地增强体格。相比女性，在男性身上，有助于增强体格的睾丸激素要高得多。可是，他们也不会因为重力训练就体格变大。现代的男性通常会借助增重饮品、“垃圾增肥法”（吃一大堆高卡路里的垃圾食品）和许多营养补充剂——但仍然收效甚微。因此，除非女性喝类固醇鸡尾酒，一门心思地吃东西，否则，就不用太担心变成大块头。这不是举重的全部作用。我希望任何女性都不要错过举重带来的无敌效果。

事实上，如果你通过控制饮食、有氧运动等传统方式减肥，你只会从大苹果体形，变成小苹果体形。而举重练习其实可以改变身体结构，你可能从苹果体形，变成沙漏体形。举重有助于你表达真正的基因潜力。基因希望你举一些重物。当你举重的时候，身体会发生相应的变化。

最重要的是：让你变成大块头的不是举重，而是吃得太多。让你体格变大的不是举重，而是巧克力羊角面包。（我的大脑现在还保持在法语状态下。）

为了帮助前面那位失眠症患者，我让他每周进行三组 30 分钟的举重练习。他降低了体脂，改善了健康生物指标。最重要的一点是，他获得了真正需要的优质睡眠。

睡眠、运动、吃饭，如此循环

永远记住，在生活中保持常规锻炼，不只是为了获得一个好身体，还要获得高质量的睡眠。《临床睡眠医学》杂志上发表的一项研究发现，原发性失眠症患者加入持续性的运动疗法后，睡眠质量都出现了巨大改善。

这项研究使用多导睡眠图来监测结果。多导睡眠图是一种记录心率、呼吸、脑电波、眼球运动、腿部运动、血液含氧量的睡眠监测方法（基本上来说，你在睡觉时，身上像有许多线路，就像被蜘蛛侠网住了一样）。以下是他们的真实发现。

被试对象开始锻炼后，出现了以下情况：

- ✦ 睡眠潜伏期改善了 55%（入睡更快）
- ✦ 测试中总清醒时间下降 30%
- ✦ 测试中总睡眠时间上升 18%
- ✦ 睡眠效率提升 13%（睡眠质量提升）

以上结果都源于加入了运动疗法。不是因为吃药，不是因为擦神灯，只是因为运动。

研究表明，运动的作用会立即显现。不过，要持续锻炼几周后，对睡眠健康的好处才会凸显。这里的关键词是“持续”。几年断断续续的锻炼后，想要持续锻炼，就像驯猫一样难。

想把运动变成生活惯例，需要掌握合理的方法，并运用一些具体的刺激因素。在小贴士部分，我将分享一些重要观点，帮助你保持常规锻炼的状态，把自己照顾到最佳状态。

睡眠与运动表现

世界级运动员把睡眠纳入整体训练计划，这是不足为奇的。勒布朗·詹姆斯、罗杰·费德勒和魏圣美等运动员平均每晚睡 10 多个小时。维纳斯·威廉姆斯、林赛·沃恩和尤塞恩·博尔特几乎每天至少都要睡 8 小时。疲劳科学公司（Fatigue Science）搜集了一些世界顶尖运动员的陈述。（史上跑得最快的）尤塞恩·博尔特说：“对我来说，睡眠极其重要——我需要休息和恢复，让身体吸收我做的训练。”

这段话完美阐释出，身体的改变不是源于单纯的训练，而是要基于睡眠质量。

斯坦福大学的研究人员其实打算研究睡眠对运动表现的益处。他们以大学男子篮球队为被试对象，发现了绝对让人震惊的结果。

在延长被试对象的睡眠时间后（平均时长 8.5 小时），职业认证睡眠专家迈克尔·J. 布鲁斯列出了以下数据：

- 运动员跑步速度大大加快：短跑时间减少了将近 1 秒
- 运动员投球命中率显著提高：罚球命中率和三分球命中率提高了 9%

- 运动员疲惫感和白天嗜睡程度下降（且反应时间减少）
- 运动员的心情状态和整体健康状态改善（在比赛和练习中都是这样）

如果你想获得最佳运动表现，其中一个必备要素就是睡好。如果我们睡个好觉，合理调配时间，都能获得这一竞争优势。记住，不仅要多睡会儿，还要睡得聪明。以下小贴士将帮助你实现目标。

合理锻炼小贴士 · 1

无论你把全套训练选在早晨还是下午，确保新一天开始时做些锻炼。不用跑到健身房，就可以刺激自然激素达到峰值，让你晚上睡个好觉。你可以花几分钟时间，快走几步，做点瑜伽，举几下壶铃，做些 Tabata 训练，做点身体重量练习，在小蹦床上蹦几下，等等。只是花几分钟，做以上任何一项活动，不会影响你随后的训练（如果你选在之后训练的话）。

如果你更喜欢早晨做全套锻炼，那就直接做吧。临床研究表明，无论你怎么分配时间，早晨锻炼的好处都不能忽视。

合理锻炼小贴士 · 2

制订一个时间计划，排除个别约会时间，使用以上信息进行锻炼。你可以把时间安排在早晨或傍晚，确保获得最佳的睡眠效果。如果你真想达到最佳的健康状态，可以先安排个人锻炼时间和睡眠时间，再安排后续的其他事。

合理锻炼小贴士 · 3

选些你喜欢的运动！最佳的锻炼形式是你能坚持做的运动。做完今天的所有事以后，再安排锻炼时间，本来已经够难为的了，为什么还要选你不喜欢的运动，让计划难上加难呢？

根据我们了解到的知识，体能训练显然对每个人都很重要。不过，达到你所需的运动量，给运动增添趣味，可以通过许多途径实现。除了几天的体能训练（这是必需的，也是许多人喜欢的运动），再加上几天你喜欢的运动，可以是篮球、跳舞、瑜伽或普拉提课程。不管你选什么，跟自己保证坚持下去。你可以享受恢复健康的过程。看看你喜欢什么运动，然后坚持做下去。

合理锻炼小贴士 · 4

找一个互相监督的伙伴。数据表明，在拥有外部监督的情况下，可以大大提升你的执行率。谈到监督人，最重要的是选一个（或几个）相信你的人。如果选的人会怀疑你，（甚至无意中）让你放弃，那就不是个好人选。

当你努力改善身体健康时，也许不是身边所有人都会支持你。所以，才要找跟你志同道合的人。我强烈建议你听听我排名第一的健康节目（目前 180 多个国家可以下载！），获得额外的动力、培训和积极信息，帮你达到一个全新的水平。你可以登录网址 themodelhealthshow.com，通过 iTunes、Stitcher 或其他渠道注册《模范健康秀》，用喜欢的设备收听播客。你还可以通过补充材料指导（sleepsmarterbook.com/bonus），加入本书脸书小组，在上面寻找匹配的监督人。

当你找人进行一对一监督的时候，不要找之前跟你有一样问题的人。如果你的问题只是克服进健身房的困难，那就不要选择也有健身房恐惧症的人，这就好比问几乎不会用微波炉的人怎么做饭。相反，选择在你的弱势项目上比你强的人（至少强一点点），你也可能在其他方面帮到他们。这样才能发挥绝佳搭档和一对一监督的作用。

合理锻炼小贴士 · 5

不仅锻炼会影响睡眠，睡眠也会影响锻炼。《临床睡眠医学》杂志上发表的研究发现，前一晚睡眠不佳会导致第二天锻炼频率下降，锻炼时间缩短。

研究人员着手研究锻炼会不会改善失眠症患者的睡眠质量（其实是会改善的），但是，他们惊讶地发现，如果前一晚睡眠质量不佳，第二天的锻炼积极性会下降。直到坚持几周锻炼改善睡眠后，情况才会平稳下来。要深刻认识到这一点，了解到优质睡眠是整体动力的一部分。但是，在一开始，你要鼓起勇气，逼着自己锻炼。不过，要明白，你最后就不用再逼着自己了。因为，对美好生活的向往和你的身心感受会拉着你前进。

合理锻炼小贴士 · 6

保证每周做两天举重锻炼，专注于效果最明显的混合举重。你可以在本书补充材料中，找到一些渐进式锻炼的样本方案。里面还有一些免费小贴士，教你怎么补充营养（比如怎样合理利用咖啡因），加速锻炼减脂的效果。

尽管补充材料给人惊喜，但只要一点规划和常识就可以了。如果你有长期的睡眠问题，我建议你进行每组不到 30 分钟的“超级组合”训练。你可以把两种运动结合起来，锻炼非竞争性肌肉群。我们在此以腿部和胸部锻炼为例。做 8~10 组下蹲练习，然后立即做 8~10 组斜式推胸练习。休息至完全恢复（两分钟以上）后，重复以上训练。你可以上调锻炼和休息的时间，但基本模式就是这样。这样规划锻炼过程非常有利于加快体脂流失，优化激素分泌，从而给晚间带来更好的睡眠。

SLEEP SMARTER

第十二章

把电子设备请出去

手机、电视、台式电脑、笔记本电脑、iPad、Kindle、平板电脑等，许多人把卧室变成了小型百思买店面。可是，这样做会带来哪些健康威胁呢?这到底会对我们的睡眠产生怎样的影响?

一项由多家移动公司赞助的研究发现，如果人们睡前玩手机，要花更长时间才能进入深度睡眠，保持深度睡眠的时间也会减少。这就意味着身体治愈能力下降，免疫和激素功能下降，第二天的表现变差。

英格兰莱斯特郡拉夫堡大学睡眠研究中心的研究人员打算测试手机辐射对人脑的影响。在研究中，他们把手机拴在参与者的头上，用远程电脑开关手机，同时用脑电图描记器记录参与者的脑电波。

试验发现，手机调到“通话”模式（就像你在打电话）后，哪怕关闭手机，δ 波脑电图也会持续走低一个多小时。δ 波是深度睡眠最可靠的标志，是人体睡眠的重要组成部分，任何干扰都会明显影响睡眠效率。而这也正是研究人员的发现。

将手机关闭，被试对象睡着后，中途还会醒来两次。在手机辐射跟参与者的脑电波做完“捉迷藏”游戏将近一小时后，他们还是无法进入深度睡眠。

准备好锡箔帽[1]，躲开来自技术的困扰，并不是徒劳的请求。我们都

[1] 锡箔帽（Tin Foil Hat）是用一层或多层铝箔或者类似材料制成的头饰。贩卖者声称它可以抵挡电磁场对大脑的影响，防止思想控制。

知道，技术的发展和使用一直在拓展，已经成为我们生活的重要组成部分。然而，我们还是要意识到这些潜在问题，相应地利用合理的策略保护自己。

最值得警醒的是，目前至少有 50% 的美国人睡觉时，身边就放着手机。许多人承认，会在半夜查看消息提醒（并不必要地打断睡眠模式）。此外，还有许多人坦言，他们每天醒来后，第一件事就是拿起手机。

我们的注意力是非常有价值的。一天的起始对生活成就的影响巨大。新一天刚开始，就用手机查邮件和短信，等于把别人放到了自己前面。你这一天始于解决别人的需求，而不是花时间照顾自己的身体、关注自己今天的目标。你这其实等于在说："我知道我想完成许多事情。可是，我更想等到最后焦虑了，没时间了，没精力了，再试着管那些事情。"

一天结束时，你跟手机吻别，把手机放在身边，也注定完成不了目标。你的想法还停留在最后一次与手机的互动，而不是你要实现的目标。我们在第三章讨论过，手机屏幕释放的光谱会刺激大脑分泌更多"白天激素"，从而推迟和减少睡眠时段激素——褪黑激素的分泌。

致癌的手机辐射

我们已经介绍过把手机请出卧室的一些重要原因。但是，问题其实远没那么简单。我们的电子设备会释放出一种电磁场，简称 EMF。电场可以被墙壁和其他物体轻易屏蔽，但磁场可以轻松穿越墙壁、建筑和人体。研究发现，EMF 会导致人体细胞的交流障碍。

看看下面这两个词，告诉我区别在哪里：

EAT · FAT

如果你观察足够敏锐，就会发现两者的唯一区别，在于字母“E”下面的那条线。那条线代表着一组数据，导致了结果的完全不同。体内细胞交流就像是这样。如果你拥有的 100 多万亿细胞中，出现了交流信息错误，就会出现自身免疫病、激素功能紊乱，连癌细胞也可能露出丑恶嘴脸。

常见电子产品释放出的 EMF 与白血病、脑瘤、乳腺癌和其他严重问题有关联。那么，手机 EMF 呢？

世界卫生组织已将手机辐射列为 2B 类致癌物。

研究的作者西格尔 · 萨德斯奇曾获得公共卫生硕士学位、医学博士学位，现为以色列特拉维夫大学癌症研究专家。在美国参议院的一次听证会上，他证实手机被认为是涎腺肿瘤的一个诱因。报告指出，你用来听手机的一侧大脑，患腮腺肿瘤的风险会提升，具体情况是：

- 如果你经常使用手机，并已使用 5 年，风险会提升 34%；
- 如果你一生中通话超过 5500 次，风险会提升 58%；
- 如果你一生中通话时长超过 266.3 小时，风险会提升 49%。

还是不相信？

《辐射防护剂量学》（*Radiation Protection Dosimetry*）杂志上发表的一项研究发现，暴露在电磁场中会严重阻碍褪黑激素的分泌。这项研究的作者总结说，即使是限制对微弱 EMF 的接触，也对我们最有利。我们知道，褪黑激素不仅是调节睡眠的关键激素，也是重要的抗癌激素。如果身体长期暴露在 EMF 中，我们就会出现褪黑激素生成紊乱问题。

还要注意到，人类正在面对 Wi-Fi 和各种无线电波等极新形式的能量。我们知道，人体是极易导电的物体。这项技术出现的时间太短，所以，我们还不知道，在全世界建起一张 Wi-Fi 大网，会产生什么长期影响。

现在，我们一周 7 天、一天 24 小时都联结着技术。我记得，在手机出现前，在人们离家后、回家前，你根本就联系不上他们。如果有人要出门，就会来你家拜访。“嘿！我住在附近，觉得我应该过来打个招呼！”我们会很乐意亲友上门拜访。

而到了今天，在发达国家，几乎每个人都有手机。人们大多数时间都带着手机，经常用手机查看互联网上的海量信息。世界各地的人都能与你不间断地联系。我们看到，联系的便利性提升了，亲密的联系反而减少了。当然，你可以随时随地给人发短信。可是，如果听到敲门声，你大概会想：“这他妈的是谁啊？！”如果有人跟你在家，他会一边问“你在等谁吗？”，一边试着窥探那人是谁，一点也藏不住自己的不耐烦。“他们不知道现在是周二下午 2:00 吗？他们就这样敲别人的门了？”

这似乎很滑稽，也许你早就见识过了。但是，即便奶奶拜访前，都知道最好给你发条短信。她不会直接冒出来，发短信说：“嘿，我到车道上了！”这似乎不符合常理。你可以全天候地联系我，但在你正式上门前，最好提前很久通知我。

对手机和其他技术的依赖，已经改变了我们与人交流的方式，也改变了我们体内细胞的交流方式。而技术对儿童的影响要严重得多。

不幸的是，青少年儿童患腮腺肿瘤和脑瘤的风险最高，因为他们的头盖骨更薄，手机辐射穿透对他们的影响更大。

辐射的严重影响会从身体组织一直渗透到中脑，而中脑肿瘤是更致命的。此外，儿童细胞再生更快，所以更容易出现细胞过快增长。当今最大的问题是，孩子一生中面对的辐射时间更长。许多成年人清晰地记得手机没出现的时候，而当今的所有年轻人一出生，看到的就是手机的广泛使用。医学博士伦纳特·哈德尔来自瑞典的厄勒布鲁医科大学，是那里的肿瘤部教授。他指出，十几岁就开始频繁使用手机的人，是普通年轻人患脑癌概率的 4~5 倍。

电子泰迪熊

我们的中心思想是：除非真有必要，否则别把手机放在身边。同时，也请把这个转告你生活中的年轻人。那么，既然知道有这些负面影响，我们到底为什么在睡觉时，还整晚把手机放在身边呢?

人们紧紧抓住手机和电子设备，就像对待世上最好的朋友一样。仿佛如果不能随时发短信，他们就会摔倒，甚至死掉一样。

相信我，你会活得好好的——如果你不注意，下半辈子可能会了无生趣。把电子设备请出你的卧室！如果你看重睡眠，那就这么做。如果你看重健康，不想患慢性病，那就这么做。电视、手机、笔记本电脑——这些都会释放辐射，污染你的睡眠。要玩就到家里的娱乐区里玩，把卧室留给睡眠和性生活。

多项研究证实，睡前看电视会干扰睡眠周期。靠在床上看电视似乎是件平常事。可是，你的一部分大脑却像烟花一样在爆炸。你其实是在给大脑和身体安置压力源，尤其是本该安心睡觉的时候。

数据表明，卧室里有电视的孩子，学校考试得分更低，更容易有睡眠问题。而且，更可怕的是，卧室里放电视机引发肥胖症的风险更高。

对父母的影响呢？最近有一项研究，跟踪了 523 名意大利夫妻的性生活。结果发现，卧室里没有电视机的夫妻，性生活次数大约是卧室里有电视机夫妻的 2 倍（看到这里，有些人会自己打脸一下，然后去把电视机搬出卧室）。

另一方面，卧室里有电视机的人，性生活次数通常会少 50%。根据这项研究，50 岁以后，如果卧室里有电视机，性生活次数的减少甚至更加明显。

对大多数人来说，获得更多、更优质的性生活这个理由已经足够了。我敢说，如果把这样被证实的数据告诉全世界，从此以后，再看到谁家卧室里有电视机，你都会觉得震惊。你走进别人的卧室，看到一台电视机，就会把手放在胸前，边叹气边说："真的吗？还有人在卧室里看电视？真的？"

谈到性生活和电子设备，《生育与不育》（*Fertility and Sterility*）上发表的一项研究发现，使用无线网络连接的台式电脑 4 小时，将导致前向精子活力严重下降，以及精子 DNA 分裂上升。性健康和先进技术不是很搭。（当然了，如果你是来自未来的机器人，那就继续做你现在做的事！）对我们产生重大影响的，恰恰是我们每天想当然的小事。

卧室里放电子设备，就像对睡眠和身体的一级攻击。出于对身体的尊重，现在就行动起来，把这些小玩意搬出卧室，为自己创造良好的条件，创造一个最佳的睡眠环境。

移走电子设备小贴士 · 1

许多人把手机当成瑞士军刀一样，用来代替许多设备。其中之一就是代替闹钟的功能。为了避免你因此把手机放在床边，直接弄一只真闹钟来。你可以像我第十章推荐的那样，选一只完全关闭调光器的闹钟，你还可以使用传统的蜂音器闹钟。管他呢，你甚至还可以用公鸡。如果不是必要，你就别再用手机。

移走电子设备小贴士 · 2

强调交流在关系中的重要性，已经变成老生常谈了。然而，事实上，交流是任何成功关系的基础。如果你想把电视机搬出卧室，又担心伴侣不接受，直接跟他们谈谈心。解释为什么这对你很重要，询问他们愿不愿意陪你渡过难关。因为你尊重他们，也希望他们能够快乐。你也许会惊讶，一点额外的关爱和交流，就会产生那么好的效果（还有，把这本书也给他们准备一本）。

移走电子设备小贴士 · 3

我们建议，到了晚上，电视、电脑、冰箱、空调机、立体音响至少要离床 6 英尺（垂直方向也要达到 6 英尺）。如果你放床的位置，完全可以达到推荐距离，那就太棒了。有时候也可以酌情处理，但要尽可能地改善现有条件。

另一个潜在问题可能是床垫本身。《科学美国人》（*Scientific American*）发表的研究指出："在美国，床架和弹簧床垫是由金属制成的。一张床的长度恰好等于调频波长和电视信号的一半。而早在 20 世纪 40 年代晚期开始，广播电视就已经开始播放了。辐射会包围住我们的身体。于是，磁场的最大强度就延伸到床垫上方 75 厘米处，正对着我们身体的中间位置。当你靠右侧睡觉时，身体左侧接触的磁场强度将是右侧的 2 倍。"

我们的床垫甚至会变成 EMF 的导体。这不是什么大新闻，不要被吓坏了。我们在第十五章将再谈谈床垫的问题。但是，如果你喜欢自己的床，可以直接装上屏蔽 EMF 的衬套。实践证明，这种床套的屏蔽效果可以达到 99.7%。你可以登录网址 sleepsmarterbook.com/bonus，查看补充材料中的更多信息。

移走电子设备小贴士 · 4

如果你觉得，家里的 Wi-Fi 可能影响睡眠和健康，就养成晚上关闭 Wi-Fi 的习惯。生物力学家、畅销书作者凯蒂 · 鲍曼会使用基础的电子计时器，自动完成这个过程。你可以直接把它装在路由器插座上，设在你偏爱的睡眠时间关闭电源。你也可以参考本书补充材料，查看更多关于易用电子计时器的信息。

移走电子设备小贴士 · 5

我知道这听起来可能有些疯狂。但是，只要在你睡觉的时候，把手机放在另一间屋里，一切就都没有问题。你有 99.999% 的可能性不会错过任何要紧事。只要不让手机通知和辐射打断宝贵的睡眠，你就会大大改善睡眠质量。尝试不要使用手机，这样坚持一个星期。如果在你平静睡眠过程中，世界末日来了，我第二天会打电话告诉你。

第十三章

减掉体重，不要反弹

想要获得优质的睡眠，最容易被忽略的问题之一，是骨架上的体脂过多。身体超重会给内部器官和神经系统带来严重的压力。它比其他因素对内分泌系统的扰乱都厉害。

我们讨论过，内分泌系统（身体激素系统）负责生成褪黑激素、催产素和皮质醇等激素。我们都知道，这些激素与睡眠有着重要的关联。

比如说，我们看看超重对皮质醇的影响。澳大利亚迪肯大学进行的一项研究表明，吃完一顿饭后，超重的人分泌的应激激素——皮质醇要高很多。体重正常的人用餐后，皮质醇水平显示提升了5%，而超重和肥胖的人皮质醇水平会飙升51%！皮质醇水平高就等于血糖升高，胰岛素敏感度降低，炎症水平提高。

最大的问题在于，皮质醇可以无限接近于一种抗睡眠激素。无论这顿饭是什么时候吃的，体内的这种应激激素提高，会从根本上破坏正常功能。你每吃一顿饭，应激激素就会大幅度提高。了解这一点很可怕。这就是你要减重的最重要原因之一。就像“流亡者”乐队（Fugees）一首老歌里唱的那样，它在温柔地杀死你。

从这点来看，“如果你想减肥，就不要太晚吃饭”的格言其实也是有用的。不过，晚上吃饭太晚本身是没问题的。只有我们超重了，才真的有问题。我应该知道——我一直站在矛盾的两边。

很晚吃饭与保持身材

我们有一两对肥胖基因。我家里的每个人差不多都是这样。我身体出问题时，一度长到了200磅。而且，这重量是横向生长带来的，不是纵向生长带来的。当我体重增加时，一度弄清了肥胖基因的真面目。当我开始解决问题时，出现了背部肥胖、身体疼痛问题，好像因为精力不足而瘫痪了。我付出很大的代价，却没什么效果。潮汐一旦变化，就是翻天覆地的变化。

我抛弃了肥胖基因，尽量引来一些美好的基因。我的体脂从将近20%下降到不足7%。说起来有些疯狂，我一获得前进的动力，一切都显得不费吹灰之力。但是，最关键的只是行动起来！

我会好好吃饭，每天活力四射，睡得像找回了久违的爱情。但其实，我习惯很晚吃东西，每天晚上都这样。我晚上睡觉前，大概10:00会吃顿饭。最疯狂的是，我这辈子从没这么苗条和健康过。很晚吃东西并非不利于减肥，你的身体也不是不能将脂肪“燃烧掉”。还有许多类似的大众观点，也都是不对的。最重要的是你的激素情况。当激素水平正常时，生活似乎也步入了正轨。

激素到底是什么

激素是指在身体所有细胞内传递信息的化学信使。

就像我们在第十二章说的那样，只要一组数据被切断，哪怕是一个小小的信息错误，都会导致完全不同的结果。就像那个古老的通话游戏一样：一个人带着一条消息，悄悄告诉下一个人，信息由此传递下去。等传到第十个人时，信息就从“我今晚恨不得马上睡会儿”，变成“我今晚恨不得跟绵羊约会”。

虽然数绵羊跟睡觉是一个意思，但跟绵羊约会太奇怪了，完全改变了一开始的消息。同样，你可能不想身体做某些事。但是，当激素在传递错误信息时，很快就会搞砸一切。

从今天开始，我们要理解这个大秘密：在生活中的每一刻，你都对自己的激素有着巨大的影响。

随着年龄的增长，激素的比例和功能会发生改变。那只是生活的一部分。但是，我们以为的年龄增长和正常健康，其实根本不是那样。我们所做的决定，对正常的激素功能或有利或有害。我们要摄入有益激素的食物，进行有益激素的锻炼。你现在知道了，还要改善睡眠的质量，因为睡眠是所有激素最重要的领航者之一。

多余的体重当然是导致我睡眠问题的一个原因。这一点我凭借经验就知道，也经过了科学研究证明。约翰·霍普金斯大学医学院的科学家调查了反映有睡眠问题的人（他们的问题包括失眠症、白天困倦、睡眠呼吸暂停、焦虑不安或睡眠中断）。半数志愿者一边减肥节食，一边在指导下进行运动锻炼。另一半人只是节食。6 个月后，两组参与者平均减掉了 15 磅，腹部脂肪减掉 15%。结果，研究人员发现，两组人的睡眠质量都提升了大约 20%，而腹部脂肪减少就是睡眠改善的最佳指标。研究还表明，即便没有锻炼带来的巨大益处，只是简单地改变饮食，都会对结果产生巨大影响。

黑暗的夜晚

超重对睡眠质量的一个更显著影响是睡眠呼吸暂停。这种睡眠障碍的特点是，睡眠中出现呼吸暂停或呼吸减少。每次呼吸暂停被称为一次窒息，可以持续 10 秒钟到几分钟不等，每小时会发生 5~30 多次。你基本上会停止呼吸，导致血压失常、脑功能下降和十几种其他问题。

神经系统科学家、睡眠障碍研究者玛格丽特·莫利内博士表示："人们体重增加，尤其是躯干和颈部增重时，由于呼吸功能受损，睡眠障碍式呼吸的风险会提升。"目前，1800 多万美国人患有睡眠呼吸暂停。还有几百万人由于多余的体重，有严重的器官压力和呼吸问题。

睡眠呼吸暂停的常见疗法之一，是睡觉时使用 CPAP 辅助呼吸机。这些设备当然可以短时间内改变一些人的生活。而随着睡眠质量和精力的提升，这些机器也将成为解决真正问题的刺激因素。此外，一些 CPAP 呼吸机基本上会把你变成《蝙蝠侠：黑暗骑士崛起》里的贝恩 [1]。如果你变成那样就有意

[1] 贝恩，带来死亡与愤怒的恐怖分子，面具为他的神经系统源源不断地提供"毒液"。

思了。但是，这样可能对你的性生活产生负面影响。

真正的解决方案不是治疗症状，而是首先解决大多数睡眠呼吸暂停的根本原因。关键是减掉身上多余的体重！我们谈论的减肥问题，其实每年困扰着全球几百万人。别管他们是好人、聪明人，还是果敢的人，这都不要紧。如果给有决心的人错误的地图，他们最终会到达错误的目的地。

关于减肥，这就是我发现的最大问题。人们严重缺乏真诚、安全、有效的信息。你要明白，减肥是个价值几十亿美元的产业。如果不是有许多人在努力弄清这件事，它的效果也不可能这么好。

通过许多健康专家教授的落后方法，大多数人可以减轻重量，然后又出现了反弹。他们努力获得想要的结果，最终又胖回来，通常比一开始还重点。如果这就是你的故事，现在就行动起来，别让这件事再发生在你身上。

我会把一切变得非常简单，可能让你觉得理所当然。我一共帮别人瘦下来几千磅，并让他们长期保持下去。我跟你的分享很有用，但你自己要下决心实现目标。

「真相」

如果你靠减少卡路里减肥，那你最好马上买几件大号衣服。研究表明，通过传统的卡路里限制法减掉的体重，有 70% 是较瘦的肌肉组织。我们在第十一章提到过，肌肉是身体的燃脂机。节食减肥会抑制新陈代谢，带来长期的体重增加。

问题是，人们想的是减重，而不是减脂。但你其实并不是想减重，而是想减脂。记住，谈到这个话题，一切都是激素的问题。

你要刺激身体分泌激素，将体内储存的脂肪变成燃料。问题其实就这么简单。

那么，我们怎么才能做到呢？

首先要明白，脂肪不是燃烧，就是储存起来——没有任何中间状态。（听起来很像禅宗，对不对？）如果你总是激活储存脂肪的激素，那即使你在认真地计算卡路里，也算自动出局了。

人体储存脂肪的主要激素是胰岛素。你可能以为它只跟糖尿病有关。但是，胰岛素是生存必备的最重要激素之一（如果你不知道怎么取消这项功能，你会变得很胖）。

现在简单的问题来了。会让胰岛素起反应的头号物质是碳水化合物。其中包括面包、面食、土豆等所有淀粉类食物，蛋糕、糖果、苏打水等精制糖类产品，甚至是新鲜水果这样的健康型碳水化合物。对你的身体来说，是什么都不要紧。摄入碳水化合物后，胰岛素就会起作用。当然，橙子要比橙汁牛奶冻要好。因为，橙子还会产生健康维生素和矿物质。无论怎样，碳水化合物最后都会转化为血液中的葡萄糖。

为了让身体更加趋于脂肪燃烧的状态，你要更关注另外两项常量营养元素组：蛋白质和脂肪。《营养学》杂志（*Journal of Nutrition*）上发表的一项研究表明，增加蛋白质摄入会提升减肥效果，改善血脂水平。《新英格兰医学》期刊（*New England Journal of Medicine*）上的一项研究把 132 人分为低碳水化合物摄入组和低脂摄入组，并观察了 6 个月（许多研究对象患有代谢综合征或 2 型糖尿病）。低碳水化合物组平均减掉了 12.8 磅，而低脂组平均只减掉了 4.2 磅。碳水化合物较低、膳食脂肪较高的那组，减掉的体重居然是另一组的 3 倍！

不一定非要坚持低碳水化合物饮食，而是要针对身体和你特有的新陈代谢，调配好所有三项常量营养元素组的比例。这似乎非常简单，对吧？那人们为什么不执行呢？

我曾经奋战在最前线。我坐在大学里的营养课堂上，教授们一次次地告诉我们，为了保持健康、维持健康体重，要减少脂肪摄入，增加碳水化合物摄入。你没有听错，他们教的内容跟我给客户讲的有效方法正好相反。注意：跟我合作过的许多健康专家一样，教授们都是超重的。另外，他们基本上都很优秀，却也是聪明人教错事。教聪明人做错事，就等于在培养世界级的错事专家。在我们当今的世界，健康营养学教育本身完全是另外一回事。他们这样推广饮食的政治原因，没有你获得信息、立马加以利用来得重要。

膳食脂肪对大脑、神经系统和内分泌协调的正常功能至关重要。脂肪获得这样的恶名，只是因为它的名字。人们习惯上认为，摄入脂肪后，就会长在身上。这就好像认为，如果你吃一串蓝莓，你就会变成蓝色一样。不是对蓝精灵不敬，但情况不是那样的。

膳食脂肪有一个更好听的称呼，叫“能量”。最大的脂肪结构存在于神经细胞膜里，尤其是人体大脑里。大脑本身就是脂肪，那是它的主要成分！包括髓磷脂在内的脂肪就像裹着神经纤维的绝缘层。髓磷脂裹着大脑中快速导电的神经纤维。脂肪不仅帮你完成所有事，还让你动作更快。为了宣传健康脂肪有多重要，加入能量、蛋白质和碳水化合物等概念，营销活动的效果要好得多。

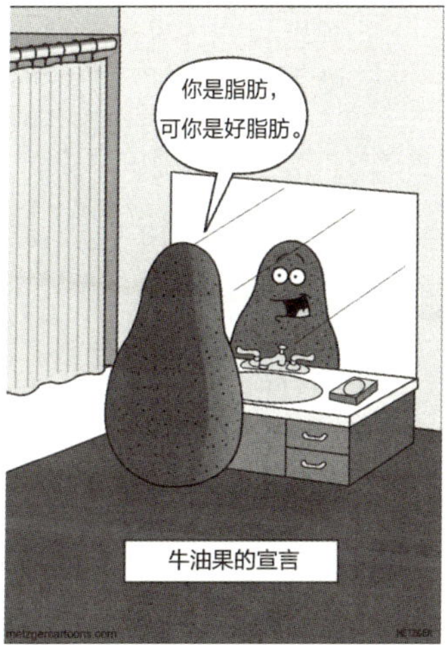

说到减肥，提高蛋白质和健康脂肪的摄入比例，将使胰腺产生更多胰高血糖素，而不是胰岛素。胰高血糖素会刺激储存脂肪酸的分解和燃烧。如果你的目标是减脂，就必须利用好胰高血糖素。

我希望尽量围绕睡眠主题进行讨论。所以，我在这里不会涉及更多细节。如果你一直都有肥胖问题，或者只想尽量变瘦、变健康，那么，我强烈建议你登录网址TheFatLossCode.com，查看我的“减脂密码”项目（The Fat Loss Code）。它是一个为期6周的深入锻炼计划，涵盖了符合你个人需求的营养策略和锻炼策略。

我们每个人都是独一无二的。怎样减肥有效，怎么减肥无效？理解这些问题的关键之一，就是了解我们自身的独一无二。同时，还要全面地、持续地关注一些问题。因为，只要你是人类，这些问题就至关重要。

微量营养素的秘密

当今，有关常量营养元素影响健康身体的讨论很多，而神奇的微量营养素却常常被忽视。微量营养素包括酶、维生素、矿物质、微量无机物、植物营养素等，可以让我们的身体进入最佳状态。无论你是否关注常量营养元素，镁元素水平低等简单的微量元素缺乏问题，都会导致暴饮暴食。

而且，微量营养元素是健康激素功能的必要条件。记住，减肥的关键就是激素！摄入富含微量元素的食物，可以刺激身体分泌更多瘦蛋白（饱腹感激素），从而让身体保持平衡、健康和管控状态。这跟大多数限制卡路里的饮食完全相反——这些饮食倡导摄入缺乏微量元素的食品，例如即时饮品、营养补充条和减卡路里型预包装零食。

你那包只有 200 卡路里的“健康”加工饼干并不重要。这些卡路里的质量怎么样？对你的激素有什么影响？我来告诉你，它们其实是在反抗你肚子里的激素。

你怎么获得微量元素丰富的食物？

很简单，直接吃真正的食物！

我告诉你，我要把事情简单化，对吧？可是，你怎么知道那是不是真正的食物？好了，我给你列了一份特殊的清单。

以下是一份简单的清单，帮你判断那是不是真正的食物：

- 如果你说不清食物来源，它可能不是真正的食物（与小麦完全不一样的百吉饼）。
- 如果食物来自得来速窗口，它可能不是真正的食物。
- 如果食物里有四五种成分，它可能不是真正的食物。
- 如果食物必须列出原料，它可能不是真正的食物。
- 如果购买时带有吉祥物或特殊玩具，它可能不是真正的食物。

最重要的问题：为了获得你想要的身体，你要重新回归本性。你的基因本质上期待你吃某些东西。一旦你借助真正的食物和合理的锻炼，重新调整身体状态后，好事几乎就会源源不断地到来。

脂肪是难缠，可我也不是吃素的

超重或肥胖是一把双刃剑。不仅肥胖会导致睡眠问题，睡眠问题也会导致肥胖。

斯坦福大学的一项研究表明，当人们睡眠不足时，身体系统中的瘦蛋白水平会显著下降。此外，瘦蛋白之所以被称为饱腹感激素，是因为它在调节胃口中扮演着重要的角色。当你感到疲惫或睡眠不足，想要拒绝垃圾食品，可能是最困难的时候。

当你感到身心疲倦时，大脑会寻找额外的卡路里，让一切正常运行。大脑知道，在薯条、饼干、冰激凌和其他儿童食品中，可以快速找到这些卡路里。你的屁股越来越大，突然抵抗不了这些了。这不再是毅力问题了，而变成了生存问题，因为故事不止这么简单……

研究人员发现，睡眠不足会减少大脑的“高阶”功能，让大脑的原始部分产生过多反应。加州大学伯克利分校进行的大脑成像扫描表明，睡眠不足会导致扁桃核中的更多大脑活动。扁桃核是与饮食动力有关的区域，它是大脑中更加关注情绪、反应和生存的部分。你会感到又累又饿就是这个道理。

事实上，大脑扫描的参与者都比较不会选食物。

将此现象与额叶皮质、岛叶皮质的活性减弱联系起来——额叶皮质和岛叶皮质是与评估、自控、理性决策相关联的大脑部分。由于睡眠不足造成大脑中出现这两项变化，一定会让你感到挣扎和挫败。

你也知道，这不总是取决于我们的毅力。许多非常出色、强大的人减肥失败。因为，他们不知不觉中为自己带来了不利条件。当你睡眠不足时，体内的“无敌浩克”会劫持你的大脑。你原本承诺不会做的事，也会忍不住做。你变得又累又饿。谁也不敢挡你的道，除非他们也想被你吃掉。

你以前的饮食障碍怪自己吗？其实，只要你不找借口，这就不是障碍。如果你是无意识的，那怪不怪你其实都不要紧。不过，既然你了解到可以改变身体状态的关键看法，就要有意地为自己创造条件，未来不再出错。

芝加哥大学医学教授伊夫·范考特将睡眠不足称为“通向肥胖的皇家大道”。我们已经明白，睡眠不足会降低胰岛素敏感度，打乱激素周期，影响

扁桃核内活性较高、睡眠不足的大脑

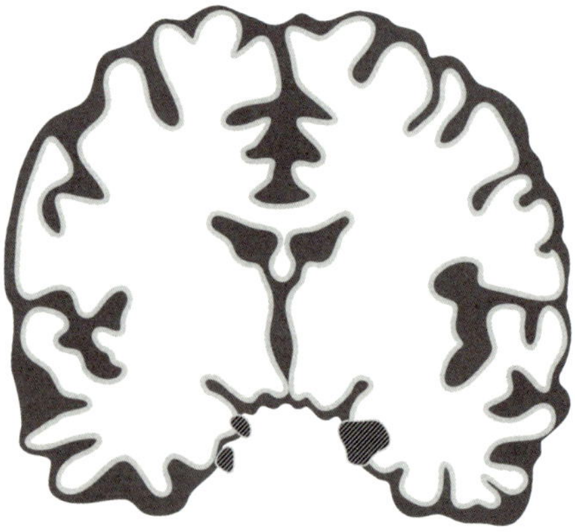

大脑功能。所以，我们知道她说的百分之百是对的。现在该抛开所有借口，获得足够的睡眠，最终减轻体重，找回你应得的健康身体了。

额叶皮质、岛叶皮质活性减弱，睡眠不足的大脑

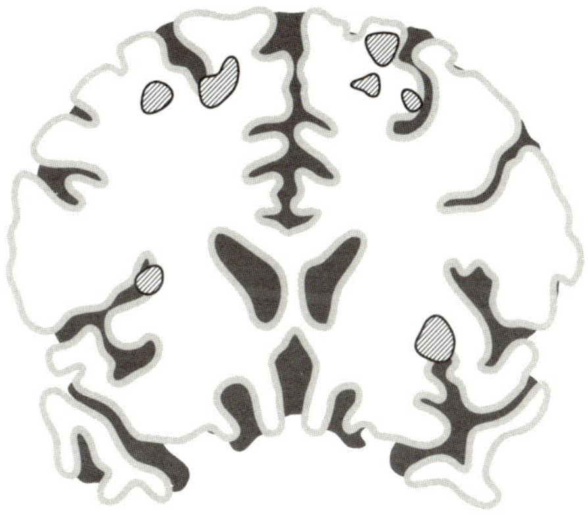

睡眠减肥小贴士 · 1

如果你真的需要睡前吃东西，那就吃高脂肪、低碳水化合物的小吃，这将维持血糖稳定。相比之下，如果睡前吃高碳水化合物小吃，你的血糖会达到峰值。紧接着，血糖骤降就足以让你醒来。所以，在我们的文化中，有醒来吃“夜宵”的概念。但是呢，这就是冰箱一开始就有灯的原因，对吗？

如果你真想舒服地睡一觉，最危险的方式之一就是睡前吃东西（尤其是你身体超重时，因为皮质醇水平会升高很多）。吃完东西睡觉前，把身体放空 90 分钟（时间长点更好）。而且，如果你吃的是碳水化合物，

情况更是如此。因为，如果睡觉时出现低血糖，你可能被带出深度睡眠，而且很难再恢复状态。

另外，碳水化合物本质上是无害的，影响最大的是摄入的时间。根据《美国临床营养学》期刊（*American Journal of Clinical Nutrition*）的一项研究，睡前 4 小时摄入易消化的碳水化合物，会让人入睡加快。经过一整天的工作、锻炼和亲友时间，吃些你最爱的碳水化合物，配合富含微量营养素的饮食，将是个不错的选择。只要保证你吃得早点，给血糖平衡的机会。

睡眠减肥小贴士 · 2

永远记住：营养不足会导致持续的暴饮暴食（最终导致睡眠不佳和整体健康不佳）。

在我们当今的社会，这么多人卡路里过剩，营养却严重不足，可能非常让人震惊。如果你发现自己不停地暴饮暴食，可能是身体迫切需要更多营养成分。你的大脑、器官和细胞都是由一件事驱动的：生存。大脑和器官在不断地共享数据，显示它们运转和再生所需的特别营养成分。身体的饥饿信号是由下丘脑控制的，会直接大声吼出所需的营养成分。“嘿，我们需要钾、维生素 B_{12}、铜、镁和二氧化硅，马上！”然后，你吃了甜甜圈，喝了杯咖啡。微量元素读数上升到：-82。

你的身体不仅补充了所需的能量，其实也要花费更多资源，试着处理摄入的垃圾食品！你从咖啡里摄入了少量抗氧化剂，却比不上甜甜圈造成的自由基活动。

那么，你的身体将如何发挥无限智慧呢？它再次听到了饥饿报警。我们这次除了需要刚才的一切，还需要钙、硒、番茄红素和维生素 C。你又吃下了三明治和薯条，整个过程就这样循环下去。你不断地饥饿，吃得越来越多，似乎找不到关闭按钮。这时轮到更好的睡眠法和真正的食物上场，改变整个局面了。

通过提升睡眠质量，你本身会提高胰岛素敏感性。在饮食中，主要摄入富含微量元素的食物（剩下的留给有意思的食物），将确保身体产生胰岛素，填补让你饿到不行的营养缺口，让你大获全胜。

睡眠减肥小贴士·3

第一顿饭要吃得丰盛点，聪明地开启你的一天。在现代社会，大多数人早餐吃的是甜点：燕麦片、烤面包、薄煎饼、百吉饼、谷物、水果冰沙等。这是以胰岛素峰值开启，并因此开始存储脂肪的一天。

对于长期减肥，我们有一大秘诀：一天刚开始要压低胰岛素水平。早晨是摄入真正的食物、超级食物和健康脂肪补充剂的理想时机，因为家里的橱柜就在你身边。一顿包含蔬菜蛋饼、带海藻颗粒的牛油果片（海藻是有助于甲状腺功能的海菜）、一些 Ω-3 补充剂的早餐，是开启一天的激素健康型方式。

顺便说一句，我不是要否定所有水果冰沙。但是，如果你的目标是减肥，那就把水果量降到最低（即便它比糖汁甜甜圈强点，但如果你不注意，仍会带来胰岛素峰值）。相反，如果你要做一份冰沙，就做成果蔬为主的绿色冰沙。在搅拌机里放入大量的绿叶蔬菜，比如菠菜、一些浆果、蛋白粉、杏仁酱、一些可可粉（真正的巧克力粉）、肉桂、无糖杏仁奶。为了提升口感，也许还可以加半根香蕉或甜菊叶。绿色果蔬和微量元素有助于将胰岛素的反应降到最低。

即使绿色冰沙也可以，但对大多数人来说，最佳的早餐要包括一些蛋白质（比如蛋类、肉排、鲑鱼）、蔬菜（熟菜和/或生菜）和一些健康脂肪（比如牛油果、椰肉、橄榄、坚果和种子）。别再吃威利·旺卡[1]提供的早餐。如果你想减肥，就重新定义健康早餐，让身体进入脂肪燃烧的状态，而不是脂肪存储的状态。

> 升级你的营养成分，优化你的激素功能，防止杏仁核被“劫持”，是改善身体和睡眠的所有关键。不过，要确保你获得最佳的睡眠，还要解决一类物质的摄入量。我们进入下一章，看看是什么问题吧。

[1] 威利·旺卡，电影《查理和巧克力工厂》里的一个角色。

第十四章

喝酒悠着点

你知道人在睡觉时，其实会变聪明吗？睡眠最重要却被忽略的一个方面是记忆处理功能。睡眠能让短期记忆和经验转化为长期记忆。

记忆处理主要受快速眼动睡眠的不同阶段影响。如果你获得了最佳的快速眼动睡眠，一切都没有问题。如果你的快速眼动睡眠被打断，记忆和健康也会受到影响。

研究表明，晚上喝酒其实有利于加快入睡。但是，这样做的坏处是，快速眼动睡眠会被身体系统中的酒精严重干扰。你将无法进入深度的、持续的快速眼动睡眠，大脑和身体也无法完全恢复。因此，喝完酒睡醒后，人们通常不会感到很舒服。

我们已经知道这是真的——所以，在我们今天的词汇表里，“宿醉”这个词才会变得这么流行。当然，你看过电影《宿醉》（*The Hangover*）吧？醒来后，由于记忆处理功能紊乱，你不记得前一天晚上发生过什么，脸上可能还多了块文身，这算是宿醉的极端情况了。

来自密苏里大学的研究发现，酒精对睡眠的干扰，是通过打乱疲劳与清醒的身体平衡（睡眠体内平衡）实现的。

体内平衡本质上就是维持体内稳定性的能力。我们了解到，睡眠缺乏会造成很难偿清的“睡眠债”。我们在第四章讨论过，为了让你进入睡眠，身体生成的最佳“还债”形式是腺苷。我们在那一章说过，腺苷水平的提升，有助于身体进入睡眠状态。但是，咖啡因会阻碍睡意的到来。结果是：在咖啡因的掩盖作用下，你明明很困，却毫不知情。

腺苷也在酒精的行为影响中扮演着重要角色，尤其是在增进睡眠和削弱运动动作上。研究表明，酒精依赖性和睡眠障碍的病理生理学，都会涉及大脑中腺苷的信号改变。酒精会导致腺苷的细胞外浓度提升，结果是：你感到很困，并能意识到困意（根据你摄入酒精的多少，你也会变得性感，并且能意识到这一点）。

人为提升腺苷水平后，身体会集中精力试图清理它，从而打破睡眠体内平衡。我们从下图中看到，靠近入睡时间饮酒后，在睡眠第一阶段，睡眠水平会远低于正常的快速眼动水平。然后，由于身体试图解决问题，会出现“快速眼动反弹效应”，使睡眠达到正常的快速眼动水平以上。这可能导致你

健康睡眠模式与酒精作用下的睡眠模式

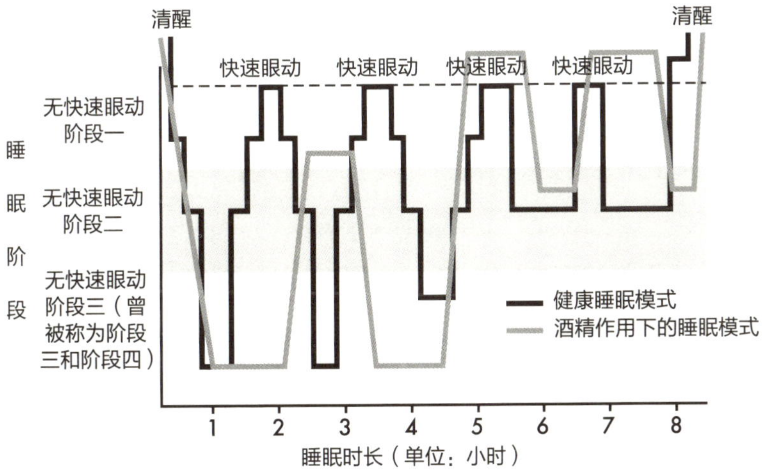

醒来时，感觉自己像只袜子——一只破旧、难闻、颜色奇葩的直筒短袜。你当然也睡着了，但优质睡眠和昏睡过去之间，还是有很大的差别的。

那么，如果继续这种行为，我们就会面临真正的问题。圣路易斯华盛顿大学的研究人员发现，与正常的睡眠者相比，睡眠周期被打乱的参与者更容易显示出与阿尔茨海默病类似的症状。这等于再次大声呼吁，不要错把睡眠量当睡眠质量，同时避免影响睡眠和伤害大脑的行为。

女士之夜

有充分的证据表明，晚间饮酒对女性的伤害更大。《酒精中毒：临床与实验研究》(*Alcoholism: Clinical and Experimental Research*) 上发表了一项研究，邀请人们进行饮酒的科学实验。实验根据每个人的体重，把酒发给男女实验对象，让所有人都进入同样醉酒的状态（以呼吸酒精含量为准）。结果表明，与男性相比，女性参与者夜间醒来次数更多，清醒时间更长，整体睡眠时间更短。如果你打算在下个女士之夜上喝几杯，这样的消息可能对你很重要。

酒精对女性睡眠的影响更大，可能是因为女性比男性对酒精的代谢速度更快。本质上来说，酒精对女性的镇定作用会更快。如果在睡前饮酒，女性会入睡更快。不过，她们的睡眠过程更有可能被打断。在某些情况下（如果女性进入快速眼动睡眠），还会导致发汗、焦虑，甚至是噩梦。

不过，这不是说男性拿到了通行证，女性被打上了限娱签。从某种程度上看，晚上饮酒会影响每个人；关键是要利用这样的知识，获得我们真正需要的睡眠。

我得走了

睡前喝酒对睡眠还有一个明显影响，那就是排尿量大增。起来上个厕所，释放一下膀胱，当然会打乱你的睡眠模式。你每次受酒精影响醒来，都更难回到最佳睡眠阶段，帮你恢复身体机能。最重要的问题是：如果你必须睡前饮酒，上床前留出足够的上厕所时间。

如果你目前正面临健康问题，睡前饮酒还会让问题恶化。我们最先想到的，当然是前列腺问题和膀胱问题。但是，已经确诊的睡眠问题呢？

患有睡眠呼吸暂停的人要注意了。睡眠障碍研究专家、医学博士蕾娜·梅拉是来自凯斯西储大学克利夫兰诊所—勒纳医学院的医学副教授。她说，酒精会降低上呼吸道的肌肉张力。也就是说，你喝完几杯酒后，会加剧呼吸相关的睡眠问题。睡眠呼吸暂停患者喝完酒后，呼吸暂停的次数会更频繁，呼吸暂停时间会更长。你要考虑这样做值不值得。因为，鸡尾酒和睡眠呼吸暂停加在一起，会大大提升对生命的潜在威胁。

我们在第十三章谈过，真正的解决方案是减去多余体重，逆转睡眠呼吸暂停症状，改善睡眠质量。饮酒等于腹部脂肪，显然不利于减肥计划。我是说不能外出跟朋友玩吗？当然不是！但是，你要分清优先级，明确最要紧的事情。这样一来，你甚至可以跟亲友享受更多快乐时光。

「疲惫等于新式伏特加」

饮酒和睡眠不足的另一层密切关系，体现在驾车上。伊利诺伊州埃文斯顿的北海岸睡眠医学机构创始人、医学博士丽莎·雪夫斯说："大量研究表明，困倦与醉酒一样会损害人的驾驶技巧。事实上，驾驶员连续 20 小时不睡觉，相当于血液酒精含量 0.08%——这是美国所有州的法定上限。"

我们都知道瞌睡的症状——脑袋前后晃动，对周围的事物意识不清，眼皮重得睁不开。这时候，让你以中高速驾驶一辆 4000 磅重的汽车。没错，这听起来不太好，因为真的不太好。

据美国国家公路交通安全管理局估计，每年向警方报案的 10 万起车祸，是由疲劳驾驶直接造成的。这其实还是保守数据，因为检测是不是疲劳驾驶，比酒精血液检测困难多了。

酒驾是一个国际性难题，影响着太多人的生活。因此，人们逐渐增强意识，想出许多方法避免酒驾。可是，又有谁在倡议反对过度疲劳驾驶呢？美国国家睡眠基金会最近的一项民意调查发现，60% 的驾驶员承认上一年曾经疲劳驾驶过，37% 的驾驶员承认曾在方向盘前睡着。还有什么比这更危险的?！数据表明，在疲劳驾驶造成的多起事故中，都没有显示避免事故的刹车痕迹。由于驾驶员当时睡着了，没有时间阻止事故的发生。大量类似事故无从追查，因为，这样的事故往往是致命的。

美国汽车协会交通安全基金会最近的一项研究发现，有六分之一（17%）的致命车祸是因为疲劳驾驶。不过，由于人们在文化上接受疲劳驾驶，而不接受醉酒驾驶，所以，这类惊人的数据似乎还是有点牵强。好了，“流言破解王”打算看看疲劳驾驶是不是真的那么危险。探索频道的《流言终结者》（*MythBusters*）采取行动，对比调查了醉酒驾驶和疲劳驾驶。

在项目中，《流言终结者》的托瑞·贝勒奇和凯莉·拜伦针对两种不同的过程，进行了行为基准测试。一种过程模拟了城市驾驶环境，另一种模拟了单调的高速公路驾驶环境（包括一条跑道上有 25 圈）。这样做是为了评估驾驶者的注意力持续时间。

测试由一名警官在封闭环境下监督。《流言终结者》节目组承认，这是他们做过最危险的试验了。托瑞和凯莉的饮酒量刚接近法律上限，大约控制在 0.07%。然后，他们进入两种测试模式，“醉醺醺”地设定一个行为基准线。基准线设定以后，进入试验的下一阶段，要求两人连续 30 小时不睡觉。也就是说，他们熬了一整夜，再次接受检测。结果绝对是令人震惊的。

睡眠不足给托瑞带来的危害相当于醉酒驾驶的 10 倍，也让凯莉的驾驶不稳定性达到醉酒驾驶的 3 倍（她在醉酒驾驶时设定的基准线本来就不好，睡眠不足对她的影响更严重）。虽然试验将睡眠不足的程度调高了许多，但有些人至少是在明显疲惫状态下驾驶的，这样会损害他们对几吨汽车的操控能力。那么，这样的频率有多高呢?

这相当于一条公益广告，告诉你这样做不值得。还有，想想人们睡眠不足时，还会做什么事? 修路建桥、为病人做手术、检查饮食供应、驾驶公共汽车或出租车……这样的例子还有很多。如果我们不关心自己，不把睡眠放在首位，可能成为自己和周围人的威胁。

这一章比较重要，因为这是一次自我反思。我们对驾车和饮酒习以为常，知道这两种行为不搭。但是，饮酒和睡眠、睡眠不足与驾驶也不搭。这并不是说，你不能跟亲友出去嗨。只不过，你要形成合理的行为计划，确保一天结束时身体健康。

饮酒小贴士 · 1

至少在睡前 3 小时结束饮酒。如果你想精神抖擞，继续与朋友喝酒，就跟他们定好饮酒时间，而不是通宵狂欢。

如果你想睡觉恢复体力，就定一个饮酒宵禁时间，在睡前几小时将酒精排出体外。你需要多长时间代谢，受到饮酒量、体重和体脂的影响。你可以登录网址 sleepsmarterbook.com/bonus，查看本书补充材料，找到酒精代谢率表和血液酒精水平计算器。

饮酒小贴士 · 2

合理调配睡眠时间，让身体获得所需的休息与恢复，首先可以确保你不会危险驾驶。不过，有些情况是情有可原的。因此，如果你困得厉害，就把车停下来。职业睡眠医师丽莎 · 雪夫斯博士说：“找个安全的地方，试着小憩 10~20 分钟。研究表明，小憩能让人更警醒，表现更好。”专家还建议，要避免夜间独自长途驾驶。美国国家睡眠基金会建议，在长途驾驶中，可以每两小时休息一次。

饮酒小贴士·3

多喝点水，没错。

酒精能很快被血液吸收，部分是因为它是液态的。为了加快酒精失效的速度，你要多喝点水，帮助排出代谢废物。

酒精还会增加排尿量。也就是说，它会导致身体排出更多液体，增加脱水的可能性。你每喝一杯酒精饮料，身体最多可排出 4 倍的液体。脱水是导致恶心和其他宿醉症状的主要原因之一。

为了加快身体恢复，保持体内水分，酒类专家安东尼·吉利欧建议，每喝一杯酒精饮料，就喝一杯 8 盎司（1 盎司 =0.02366 升）的水。桌上放一罐水不用像在《危险边缘》[1] 答题那样煞费智力。不过，我敢说，你第二天早上醒来，不会因为宿醉而难受时，会觉得自己像个天才。

[1]《危险边缘》是美国哥伦比亚广播公司益智问答游戏节目。

SLEEP SMARTER

第十五章

注意睡姿

你可能觉得奇怪，我们连睡姿都要说。大多数人认为，睡觉就是躺下来，一切都是自然而然的。我们意识不到睡姿的重要性，就是因为我们保持了很久，都已经形成了习惯。

其实，你的睡姿很重要，非常重要。

以下是睡姿对你的几方面影响：

- 大脑供血
- 脊柱稳定性
- 激素生成
- 关节与韧带完整性
- 供氧和有效呼吸
- 肌肉功能与痊愈
- 心脏功能与血压
- 消化与细胞代谢

如果睡姿限制了身体运行与恢复的能力，那么无论你睡多久，醒来时都会觉得像聚会第二天的彩罐一样，随时都会被人打碎。

最常见的几种睡姿

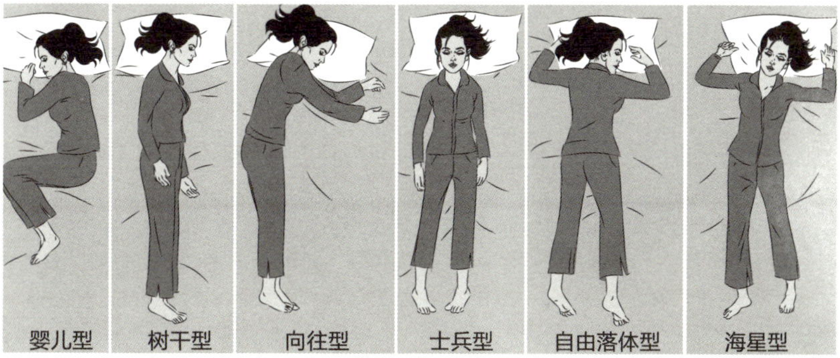

睡姿最重要的一个方面是维持脊柱稳定性。任何一位优秀的按摩师都会告诉你，脑干通过脊柱与体内各大器官直接联结。如果脊柱受到损害，大脑和身体间发生信息中断，就会产生慢性病症和灾难性问题。一些问题的根源就是你的睡姿。

为了睡个好觉，人们有许多种睡姿喜好。从海星型到自由落体型，再到士兵型，舒适的睡姿有许多种。

虽然人们可以使用许多种睡姿，但我们习惯的也就一两种。看看图例中的睡姿，你习惯的是哪一种。

这些睡姿有许多变化形态，但图中是最基本的。再简单点，我们直接讨论如何通过仰卧、俯卧和侧卧获得最佳睡姿。

仰卧

许多专家会告诉你，仰卧是最理想的睡姿。这种看法的准确性源于：首先，仰卧时脊柱处于最佳位置（只要你不犯我们稍后提到的几个错误）。在这种睡姿下，你患胃酸反流等营养不良问题的可能性也会降低。而且，对于有美容意识的人，仰卧可以让面部皮肤呼吸，降低皮疹和早发性皱纹的出现概率。

仰卧的缺点是会提升打鼾和睡眠呼吸暂停的可能性。部分原因在于，当我们仰卧时，地心引力会导致舌根塌陷，继而挡住气管，阻塞正常呼吸。另一个原因是，仰卧会加重喉部不适，导致喉部在睡觉时关闭。如果一个人的体脂过多（像我们第十三章讨论的那样），聚集在喉部的脂肪会打断正常的空气供应。解决问题的方法是减掉多余体脂，变换不同的睡姿。

仰卧是最挑不出毛病的选择。但是，不得不承认，仰卧不是最舒服的睡姿。仰卧当然对脊柱更安全。但是，如果你犯了以下任何一个错误，仰卧就不再是最佳的睡姿了。

枕头太高：有些人的床铺得完全像个枕头大聚会。放几个枕头当装饰是没问题的，但这不是说你睡觉时都要用到。如果你仰卧时枕的枕头太高，完全会让脊柱的自然线条偏移。你会出现颈疼、背疼、头疼，甚至更严重的症状。你的大脑还会整晚血液流通不畅，因为血液要爬过“枕头山”才能流向大脑。

一个自然的睡姿应该把头放低些，因为，这时候不能增加身体给大脑供血的难度。立马改掉枕头太高的毛病，因为，这样会损害背部和大脑。

床垫太破：说真的，你最好是睡在地板上。床垫的作用应该是支撑身体——既不能太硬（像地板一样），也不能太软（好像一屁股能坐出个蓬松的大坑）。你用不着买世界上最奢华的床垫；只要确保躺上去不会陷得太深，让脊柱的自然曲线发生偏离。我们稍后会进一步介绍床垫的问题。

睡得像个婴儿

俯卧常常被认为等同于睡得像个婴儿。在当今世界中，让新生儿睡觉时俯卧的观点，时而受人追捧，时而被人诟病，目前还是一个热议话题。儿童发育专家瓦茨拉夫·沃伊塔博士表示，婴儿时期保持俯卧睡姿，其实对我们的发育非常关键。沃伊塔博士通过 50 年的研究发现，当我们处于婴儿期的时候，身上有一些特定的压迫点，可以“激活”人体神经系统。当婴儿采取俯卧睡姿，并自然地做出微妙动作时，会刺激到这些压迫点。

到了成年时期，许多人俯卧时会感到更加舒服和安静。关于这一点，有许多赞成者，也有许多反对者。所以，如果你想这么做，那就做好它。

俯卧时两腿伸直，双臂放在两侧，可能不太好。这会压迫背部，使腰椎脱离自然曲线。再加上头靠在一侧，扎进枕头几小时，你就准备好迎接大灾难吧。

幸运的是，一些研究表明，俯卧有助于打开上呼吸道，防止轻微的打鼾和一些睡眠呼吸暂停的症状。因此，如果你遵循以下几个规则，俯卧也是可以的。

抬高一个膝盖：抬高一个膝盖，帮助打开骨盆，减少因两腿伸直造成的脊柱压力。

把枕头扔开：如果你打算采用俯卧的睡姿，那就把枕头扔开，因为你真的不需要。枕头会让脖子整晚过度伸展，那就不好了。想象回头望着天空，走一整天路看看。没错，你看起来像疯子，还会出现颈部问题。

把枕头用在别处：在腹部和臀部下面，垫上一个结实的小枕头，可以减轻背部和颈部较低带来的压力。在抬高膝盖的一侧，找个舒服的位置垫上枕头，俯卧会变成一种更加健康的睡姿。

侧卧

大多数人表示，他们更喜欢侧卧，而且理由充分。我们在胎儿期，就是蜷缩在母亲子宫里，完成大部分的睡眠和发育过程的。侧卧模仿了胎儿发育阶段，是符合天性的睡姿。

侧卧可以迅速解决打鼾问题，有助于改善呼吸，比仰卧的优势就更明显了。此外，据发现，侧卧（尤其是左侧卧）可以缓解胃酸反流、胃灼热等严重的消化问题。

大多数喜欢侧卧的人都知道，这样做的弊端是造成“手臂僵硬”和手指麻木。侧卧太久会阻断血液流动和神经功能作用。你醒来后，可能感觉像被人恶作剧，胳膊被人注射了许多麻醉剂。

以下是针对侧卧的一些简单小贴士。

前移肩膀：不要把肩膀直接压在身下，稍微往前移动一下，避免肩膀和手臂肌肉收缩。

枕头问题：确保头部不要枕得太高。你是希望用枕头支撑颈部，维持脊柱的自然平直位置，但脑袋不要枕得太高。

背疼的人：专家建议，如果你长期受背部问题困扰，侧卧时在两膝之间垫一个软和的枕头，有助于稳定脊柱，缓解臀部和下背部的压力。

“温床”上的问题

人的一生中，将近三分之一的时间是在床垫上度过的。

这种睡眠表面的重要性再强调都不为过。好了，要明白一点，连选床垫都是一种伟大的恩赐。世界上有许多人睡在地上，却比在奢华床铺上的人睡得更香。好了，我们要理清头绪，认识床的重要性。不过，本书中的其他方面也一样重要。据说，床垫既可以造成更多问题，也可以变成一种有益健康的恩赐，让你剩余三分之二的生命更加美好。

研究表明，超过 7000 万的美国人因睡眠出现身体疼痛。由于受到床垫的影响，几百万人醒来后不是觉得神清气爽，而是浑身酸痛。《消费者报告》（*Consuner Reports*）指出，每 7 年要更换一次床垫。不过，我们许多人都没

不同弹性的床垫造成的脊柱排列

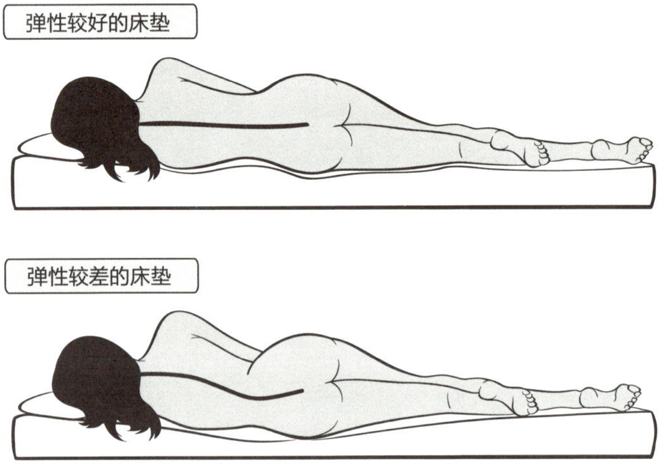

有重视这一点。我们买来一张床垫，继续我们的生活，通常不会想很多。之所以建议每 7 年更换一次床垫，最重要的原因之一是，大多数床垫前两年会下陷 25%，随后继续快速退化。据发现，这是睡醒后背部疼痛的罪魁祸首。

当你躺下时，臀部是身体最重的部分。于是，那个位置的床垫泡沫层会首先断裂退化，失去所谓的“床垫弹性”（床垫回弹的能力）。弹性不一致会导致脊柱完整性出现问题，臀部和脊柱的肌肉张力降低。你也许会认为自己在放松。但是，莱昂纳尔·里奇[1]可能会说，由于体重分布不均，一些肌肉感觉放松，另一些肌肉通宵都紧张。

一开始床垫感觉还好，但时间一长就失去了弹性。你甚至都没意识到，你的问题跟晚上躺的床垫有关。问题还不限于背部疼痛，还有颈部问题、内

[1] 莱昂纳尔·里奇（Lionel Richie），20 世纪 80 年代美国乐坛最耀眼的男歌星之一，有单曲《欢乐通宵》（*All Night Long*）。

脏问题。哪怕你的身体已经离开那张破床垫，清醒时间的受伤风险也会提升。不过，这可能都不是最让人担心的。

装点“床”面

许多人震惊地发现，大多数床垫包含有毒泡沫塑料和混合纤维。而且，它们大多加入了会排出废气的化学阻燃剂，会导致一系列健康问题。

传统的床垫阻燃剂中，包含以下化学物质：

- 多溴二苯醚（PBDE）：2004 年前的床垫中会用到这种物质。然而，自从这些化学物质被认定为会毒害肝脏、甲状腺和神经系统，已经被床垫企业废弃。
- 硼酸：已知具有致癌作用。
- 三聚氰胺（甲醛）树脂：美国环境保护署认为，在长期接触的情况下，甲醛可能是一种人类致癌物质。

如果你让商家送来一张床垫，他们通常会告诉你，铺好后“让屋子通通风”。也许你会叫我妄想家，但是我觉得，床垫送来后，卧室不该像刚刷完油漆一样。我们还以为，一旦屋里没味了，就表示非常安全了。但是，其实并不是这样的。

有时候，好心（阻燃剂）更有可能带来健康问题。这对成年人的影响令人担忧，对孩子的影响更加严重。

著名科学家、化学专家詹姆斯·斯普罗特认为，虽然婴儿猝死的原因多种多样，但最主要的影响之一是婴儿床垫产生的毒气。他断言，自 20 世纪 50 年代早期，床垫中加入了包含磷、砷、锑的化合物，用作阻燃剂和其他目的。床上通常会产生的真菌，会与这些化学物质发生作用，生成有毒气体。一旦婴儿吸入致命的毒气量，中央神经系统就会关闭，造成呼吸和心脏功能停止。婴儿甚至在没有醒来、没有任何挣扎的情况下，就会被这些气体毒死。而且，根据斯普罗特博士的研究，常规解剖发现不了婴儿中毒的典型症状。

这是非常危险的。这是在呼吁我们，要注意细节和我们习以为常的事情。我提到的一件事是，我们不仅会吸入这些物质，还会吸收这些物质。要明白的是，如果你闻到什么东西，那皮肤上和身体里都会有这些东西。（下次有人让你闻到烟味时，大概会吓到你。我很抱歉，这是真的！）但是，我们也会很快适应气味。无论气味好与坏，嗅觉会快速下调我们对气味的反应。所以，人们常说，停下来闻闻玫瑰香，因为如果你不闻闻，很快就注意不到它们了。

我们之前说过，你闻不到不代表安全。所以说，就像我们之前讨论过的，选择没有威胁的床垫，是非常关键的。床垫像旧鞋、旧衣服一样，通常会重复使用。但是，《英国医学》杂志（*British Medical Journal*）发表的研究表明，婴儿床垫多次使用后，猝死的概率是原来的 3 倍。这是因为，无论谁睡在床垫上，身体的皮肤细胞都会脱落，变成一种有机质，导致微生物分解。最终由微生物引发毒物散发，悄悄地对健康造成巨大威胁。

1994 年，新西兰在全国推行了一项非常重要的计划，用来保护儿童，预防婴儿猝死综合征。全新西兰的卫生保健专家了解到，惊人的数据表明，会排废气的床垫非常可怕。他们强烈建议，父母们将新生儿的床垫套上廉价的防毒护罩。在接下来的 20 年间，睡在床垫护罩上的 20 多万新西兰婴儿，没有报告一例婴儿猝死综合征。从床垫护罩活动以来，一共有 1020 例婴儿猝死综合征，但都是没有床垫护罩的。

你会看到，你给自己或亲人挑选床垫，不能只是随便看看。当然，你床上可能有 37.7 层泡沫塑料，还有个像紧身衣裤一样贴着你的神秘枕头。但是，那不过是装点门面。你的床垫弹性到底能维持多久？你的床垫会不会是潜在的有毒材料做的？

首先要睡在无毒床垫上，要保证床垫弹性更长。床垫通常是我们生活中的一大笔投资。所以，下次打算给自己或家人买床垫时，可以查看网址 sleepsmarterbook.com/bonus，遵循我在本书补充材料中的建议。它们会对你帮助很大。

同时，可以给婴儿和小孩使用床垫罩。你在补充材料中，也能找到更多相关信息。所以，行动起来，好好看看吧。要睡出健康，睡出安全，睡出智慧！

与你同眠的是敌是友

通常，跟你爱的人同眠可以带来很大的安慰。最幸福的事情，莫过于每天跟最爱的人一起入睡，一起醒来。不过，请注意，如果你想继续爱对方，也让对方继续爱你，就要合理地引导睡眠条件。

不要犯错误：跟别人共眠可以变成有趣的经历。有些人在床上相处融洽，还有些人每晚都要吵架。有些人睡得很安静，不喜欢乱动；还有些人就像太阳马戏团的杂技演员。有人睡觉时抢被子，有人打呼噜，有人说梦话，有人甚至大喊大叫。当你见到一个人睡觉时的那一面，你们之间的关系就进入一个全新的阶段。

显然，交流和遵循本书的指导会非常宝贵。可是，睡姿怎么办呢？除非你有一张加州特大号双人床，否则，海星型睡姿是不行的。

为了让你一目了然，以下图标展示了几种可以尝试的睡姿。直接试试看哪种最适合你和伴侣，让你们都获得最佳的睡眠。

最流行的伴侣睡姿

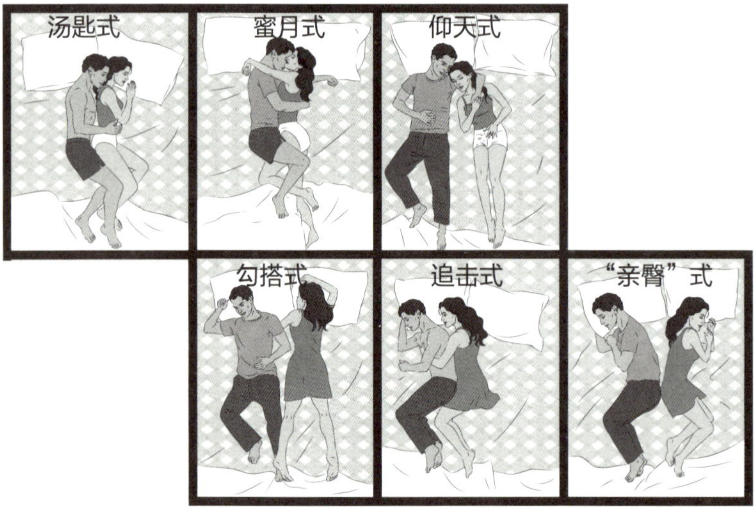

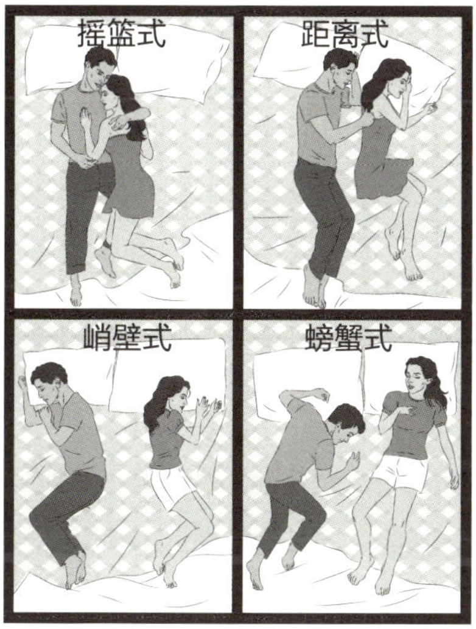

睡姿小贴士 · 1

我们的睡姿习惯就像其他习惯一样，都需要一些时间才能改变。用理想的睡姿开始你的夜晚。如果你夜里醒来，发现睡姿不是你想要的，就有意识地调整为你偏爱的睡姿。

睡姿小贴士 · 2

确保与伴侣沟通你的睡眠需求和偏好——这一点再强调也不为过。带着同理心，有意识地跟对方谈谈。了解对方的睡眠需求，确保让对方也觉得舒服。

生活中最亲密的事情，就是与别人共享睡眠空间。共眠可以大大增进关系，也会带来超乎想象的烦恼。最简单的方法就是，怀着爱和尊重跟对方沟通。

睡姿小贴士・3

注意安排一张不会释放气体的无毒床垫。如果可能的话，床垫弹性最好高于行业标准。再说一遍，你整个人生中，有三分之一的时间在床垫上度过。所以，要确保你选的床垫有益健康，而不是有害健康。查看网址 sleepsmarterbook.com/bonus 的补充材料，好好地利用起来。

第十六章

让心里话停下来

有一种流行的说法："床是个神奇的地方，我一上床就突然想起所有没做的事。"

人们跳上床后，开始考虑生活中的时间、地点、人物、原因、事件、方式……这是应该睡觉的时候。如果你听起来觉得熟悉，那你就有严重的"心里话"问题。不过别担心，是有方法解决的。

要明白，胡思乱想不代表"有问题"，而是人的天性。其实，可以处理尽可能多的信息，是一种伟大的天赋。专家预估，我们每天的想法超过 5 万多种，其中大多数是随意的、短暂的。但是，在信息过多、压力过大、高灵敏度的当今世界，我们的想法可能有点多。我们要学会适时地把音量调小。而且，事情就那么简单。

我要跟大家分享的工具，不仅可以帮你改善睡眠，还可以强大到帮你改变整个人生。你的心里话源自一天的压力和无法抑制的忙碌。那么，当信息源源不断地涌现时，你更需要采取行动，帮助自己缓解压力。你要采取的重要行动就是冥想。

锻炼大脑

冥想不一定要复杂，当然也不需要拥有任何怪异的信仰；你不用双腿交叉，在地板上坐几小时；你不用放弃刮胡理发；你不用把名字改成符号或水果；你也不用灌任何迷魂汤。

我喜欢把冥想称为大脑训练。冥想可以只是静静地坐下来，集中注意呼吸，或者一边在公园散步，一边数着自己的步子。只要你遵循以下几条基本原则，连冲澡或洗衣服都能变成一次难得的冥想。

冥想就像一种滋补剂，你可以每天使用，让结果越来越好。你冥想得越多，日常生活中的平静与存在感就越多。

当我说“越多”时，我指的是频率，而没有特定的时间要求。一旦找到适合的冥想方式，你就可以通过每天的训练，立即体验到平静与存在感。

连续三年来，我每天早上都先做 30~45 分钟的冥想。现在，我做得更多的是不超过 5 分钟的“迷你冥想”。像几年来至少 30 分钟的冥想一样，我也能感受到同样的专注和平静。这是怎么回事？因为效果是累积下来的。大脑和身体引发的神经联想，让我闭上双眼，专注于呼吸，让我立即进入放松状态。

大量研究表明，冥想会提升“愉悦”激素和内啡肽的分泌，降低皮质醇等应激激素的水平，甚至减少体内炎症的发生。好了，你可以买点某种东西，获得类似的体验，但可能要花许多钱（而且，你还有可能因此被捕）。

我们从实践来看看，冥想会从哪些方面改善你的生活。

✦ 表现

根据《脑研究通报》(*Brain Research Bulletin*)上发表的论文，研究人员发现，冥想8周的人们更擅长控制一种叫α节律的特殊脑电波。论文的第一作者、麻省理工神经系统科学家克里斯托弗·摩尔说："这样的活动模式被认为可以最大限度降低干扰，减少分散注意力的刺激因素。我们的数据表明，冥想训练可以提升注意力。从某种程度上，它有助于更好地调节影响因素。"

在生活中，你马上就可以集中注意力了吗？减少干扰对你有帮助吗？

如果你跟大多数人一样，那注意力就是个大问题。我们集中注意力、把事办好的能力，是整体成功的必要条件。冥想的能量是无可比拟的，可以从根本上改变大脑，让你发挥自己的能力。这种改变不是以"噢，听起来不错"的方式，而是会从实际上改变大脑的发育与运转。

8周后，当被要求专注于一件事时，相比控制组，冥想组的α节律的振幅变化更大。根本上说，相比研究刚开始时，他们的注意力增强了。哈佛医学院的研究人员也发现，冥想会改变大脑结构，使注意力和感觉处理相关的区域加厚。

还有大量数据表明，冥想有益于提升工作表现、工作效率、记忆力和注意力。不要因为没有好好利用这样的宝贵资源而错过机遇。

✦ 健康

位于奥古斯塔市的佐治亚医学院有研究发现，冥想可以降低血压，减少心脏病和中风的威胁。多项研究还表明，冥想可以减少慢性疼痛及相关的炎症指标。

今天，人们看医生有超过 80% 是因为压力疾病。压力是人们开始冥想的首要原因。无数研究表明，冥想的减压效果不仅限于健康人，还有患有多种疾病的患者。实践证明，冥想还有益于大脑、身体和生活。

✦ 睡眠

美国睡眠医学会的研究表明，冥想是治疗失眠症的有效方法。该研究表明，经过两个多月的冥想，患者在入眠等待时间、总睡眠时长、总清醒时长、入睡后醒来、睡眠效率、睡眠质量和抑郁症方面都有所改善。

研究的主要负责人、医学博士拉玛德维·古里内尼说："研究结果表明，白天学习深度放松技巧有助于改善夜间睡眠。"

《医学科学评议》(*Medical Science Monitor*)的一项研究发现，相比不冥想的人群，冥想较多的人群褪黑激素的基本水平更高。

最重要的是，冥想带来的唯一后遗症，就是生活质量提高。相比之下，直接吃药治疗失眠症，可能造成器官伤害、激素干扰和严重的药物依赖。明明可以优先选择更好、更安全的方法，你为什么要面对潜在的消极影响呢？

脑电波

我们都有 4 种不同的脑电波频率，通常用每秒周期数（Hz）来表达和衡量。每种脑电波都有一套自己的特点，可以展现特定的大脑活动和一种独有的意识状态。以下是 4 种脑电波的简要描述：

β 波（15~40Hz）：这是正常清醒状态的大脑节律，与思考、有意识解决问题、对外部世界的注意力有关。你现在看这段的时候，最有可能处于“β 波状态”。

α 波（9~14Hz）：当你真正放松时，大脑电波会从超级清醒的 β 波状态，进入比较缓和的 α 波状态。“α 波状态”是指冥想开始的状态。这种脑电波频率可以提升想象力、洞察力、记忆力、注意力和学习能力。这是潜意识思维和改变思想的方法。

θ 波（4~8Hz）：θ 脑电波出现在深度冥想和浅睡眠中，其中也包括重要的快速眼动睡梦状态。这是你的潜意识领域。只有你从 α 波状态进入睡眠中，或从深度睡眠（δ 波）醒来时，才能暂时体验到。在这种状态下，我们更容易接收正常意识外的见解和信息。一些专家表示，θ 状态下的冥想会提升直觉知识和其他超感知觉技能。

δ 波（1~3 Hz）：δ 频率是最慢的大脑频率，常见于无梦的深度睡眠中。比较有经验的冥想者偶尔也会进入这种状态。δ 状态对身体的愈合过程非常关键。在这种脑电波状态下，会发生大多数的再生和愈合过程。所以说，获得足够的深度睡眠，对我们的生存至关重要。

冥想起作用的原因之一是脑电波的变化能力。你可以有意识地、主动地改变大脑运行的方式，带来的潜在益处是巨大的。不过，冥想起作用的另一个原因是，会立即改变你的自主神经系统。

制胜呼吸

食物很重要，但你不吃东西能活几周。水很重要，但你不喝水能活几天。而在没有氧气的情况下，你只能活几分钟。氧气是保证健康和生存的最关键条件。我们通过呼吸获得氧气，吸收氧气。但是，我们大多数人呼吸时，好像在跟有口臭的人说话，不想完全吸入臭气一样。

我们往往呼吸短促，几乎没法满足身体所需的氧气。但是，鉴于我们正在聊呼吸的话题，所以你可能更加关注呼吸，对不对？你可能还会深呼吸一两口气。最疯狂的是……你以前没有呼吸吗？当然有啦！但是，它像是在自动运转。

呼吸是自主神经系统的一部分，而自主神经系统的行为大多数是无意识的。它可以调节心脏功能（心脏跳动）、消化、呼吸、瞳孔扩张与收缩等功能。我不了解你们，但我个人不想连心跳和消化食物都要刻意。如果我们非要这么做，这也是一场可怕的挑战。然而，控制呼吸是非常不同的。

我们有一套调整呼吸的自动驾驶系统。不过，我们随时可以抓住方向盘。我们可以调节呼吸的深浅、快慢等各种变化形式。我们可以有意识地控制呼吸，但为什么呢？从进化的角度来说，这对我们都有好处，因为我们暂时的感觉并不等于现实。

像个婴儿一样呼吸

自主神经系统是靠下丘脑来调节的（重复一句，下丘脑是调节压力的大脑垂体），是控制“战或逃”反应的主要机制。当“战或逃”系统被激活后，你的肌肉会变紧张，心率会提升，瞳孔会扩大，身体许多部分血流放慢，胃里和上肠道消化减慢或全部停止，呼吸变得又短又快。

难以置信的“战或逃”反应是人体感知到有害事件、攻击或生存威胁时产生的一种生理反应。这是一种巨大的进化优势，因为它可以瞬间关闭对短期生存不重要的身体过程，加强重要的身体过程。这样一来，你与吃人狮子斗争，去山上找庇护的能力提升了。简单点说，“战或逃”反应是放松和睡眠的对立面。

这里的关键词是对有害事件、攻击或生存威胁的“感知”。即使这不是真的，但你的感知就是你的现实。你有没有走到外面，把木棍看成一条蛇，几乎吓得灵魂出窍？你的“战或逃”系统开始高速运转，但你根本没遇见问题。你的应激激素迅速飙升，但这只是对环境的误解。这只是一个生理方面的例子，心理方面的例子就突出多了。

担心下岗，担心工作面试，担心误了飞机，担心社媒上的负面评论，担心损失金钱或付不起账单，担心亲友的健康，担心堵车，担心工作最后期限，等等。尽管这些事几乎不会伤害我们，许多人还是会每天担心。我们所有的压力和恐惧都会激活“战或逃”系统。只要我们觉得是威胁，“战或逃”系统就会开启，身体就开始体验它的影响。

基本上来说，我们今天多半不用担心吃人的狮子。因此，一旦腾出空间，我们就开始制造担忧。重复一句，不知者无罪。可一旦知道了，我们就有责任改变现状。

我们在进化过程中学会了捕猎，警惕任何潜在危险，确保自身安全。现在，几十亿人类不再需要靠捕猎觅食为生。我们最危险的事在于，带着完全没想法的另一半，选择去哪家饭店吃饭。就好像《恋恋笔记本》里的桥段。你："你们想要什么？！"他们："可没那么简单！"

既然知道原始设置和老习惯会劫持我们的大脑，现在该夺回控制权了。

要记住，交感神经系统（"战或逃"系统）是一种二元系统。也就是说，它要么是关闭状态，要么是打开状态。它不可能半开不开，只可能是开或是某种程度上的不开。当它关闭时，就进入该系统的对立面——副交感神经系统，也可以称为休息与消化系统。就像你可以影响交感神经系统的开关，你也可以激活副交感神经系统。这里的关键就是呼吸。

我们在不知不觉中，甚至可以通过浅呼吸，进入应激反应状态。我们可能因为堵车或担心未来，感到紧张、生气或焦虑，而意识不到自己呼吸变浅。

幸运的是，你可以直接控制呼吸系统，让自己恢复体内平衡。氧气显然是很关键的。不过，我们要深呼吸的部分原因是为了排出毒素和废物，尤其是二氧化碳。

你有没有产生过疑问，你减掉的体重去哪儿了？研究发现，一些体重通过水分和热量排出，但大部分体重经由呼吸排出体外了。恺撒·米兰是"狗语者"[1]，而我们都是"脂肪语者"。

---

[1]《狗语者》（*Dog Whisperer*），美国国家地理频道的一档节目，节目中与狗对话的大师叫恺撒·米兰。

深呼吸的作用是强大的。不过，这是一种艰难的状态，因为我们要重新学习怎么呼吸。我之所以说是“重新学习”，是因为你曾经呼吸得很好。如果你见过婴儿的平静呼吸，你就会知道，他们每一次呼吸都伴随着腹部的起伏。

如果我在做直播节目，让一名观众示范深呼吸，我们首先看见的会是，他吸气时双肩会竖直向上。有意思，我还不知道你肩膀里有肺和膈呢。

这是习惯性的胸部呼吸造成的。你只是让肺部周围充满了气体，而没有充分锻炼，让气体进入肺部。

为了重新获得熟练呼吸的技能，可以尝试以下方法：

1. 舒适地坐直身体，面部朝前，双肩放松。如果你愿意，还可以闭上双眼，不过，这不是必需的。
2. 一只手放在腹部，另一只手放在大腿上。
3. 吸入第一口空气，感觉就像给容器灌水一样，让空气从底部灌满腹部和肺部。
4. 保持双肩放松，通过鼻腔深呼吸，让空气灌满腹部，直到感觉空气舒展到手部。让肺部完全灌满空气（同时保持双肩放松），让所有空气在体内保持两秒钟。
5. 用鼻腔呼吸，呼出腹部和肺部的每一寸空气。你能感觉腹部在手下塌陷。排空体内每一寸空气，以吸入更清新的空气。让空气在体内保持两个数的时长。
6. 再次深呼吸一次，就像给容器灌水一样，让空气从底部灌满腹部和肺部。

7. 把深呼吸的过程重复完整的五轮，看看你感觉怎么样。

你也可以多做几轮，把呼吸变成非常有益的冥想。不过，只要几轮的专注呼吸练习，就能立即改变你的生理机能。这种练习非常强大，也非常重要，因为你在学习如何即时引导身体的感觉。你可以随心所欲地调节副交感神经系统，甚至可以更好地控制自己的想法。

据说，思想如风筝，呼吸如风筝线。呼吸走到哪里，思想就要跟到哪里。有节奏的深呼吸与放松、自控力相关。所以，人体原本才会自主呼吸。无论周围发生什么事，无论你把什么事当成威胁，你都可以控制自己的反应，随时随地抢回主宰权。

你要深呼吸，放松自己，记住你有多强大，来改变自己的状态。

你该思考什么

另一个宝贵的冥想策略是沉思冥想。有关这个话题，有许多相关著作。不过，我简要总结出来就是：活在当下！

大多数时间里，我们会为未来冥思苦想，考虑自己可以做什么，应该做什么……或者，我们会回顾过去，追思陈年旧事，想象本来可以有不同的结局。我们很少留在当下，从当前的自我出发，真正地接受现在的生活。

你可以借助沉思冥想，找回现在的自我，更加在乎当下，而不是把时间浪费在根本不存在的事情上。正所谓，过去是回忆，未来是梦想，现在才是真正的恩赐。

利用感官是练习沉思冥想的有效途径。你有没有想过，为什么我们的文化开始沉迷于厨师和烹饪节目？当然是因为我们爱吃。不过，我们在乎的是厨师的个性。当顶级厨师专注做事时，就像在做深度冥想：香料的气味，烤盘上开胃菜的滋滋声，剁菜、切丁、切片时的食物纹理，品尝菜品满不满意时的味道（噢，味道！），成品优雅摆盘时的景象。

如果你能进入状态，这真会成为一次冥想体验。只有最优秀的厨师才能做到，他们的个性也因此得到充分的显示。你可以把任何事变成一次感官上的沉思冥想。沉思就是注意当下，并专注于当下的事情。

当你走路时，可以感知脚下的土地，甚至开始深呼吸，让呼吸与脚步协调。你可以随时进入深思状态，比如说吃饭时、跟朋友聊天时（不要想你该说什么，好好地听听他们在说什么）、冲澡或泡澡时、锻炼身体时、过性生活时、打扫房间时等等。真的，你做的任何事都可以变成一种沉思。你将改变大脑的运行方式，改善身体健康状况。而且，通过提升副交感神经作用，你还会享受更多优质的睡眠。

冥想真正给你带来的，是与众不同的专注力。这将对睡眠产生直接影响，因为该睡觉的时候，注意力就要放在睡眠上。你可以专注于想做的事情，而不是胡思乱想许多其他事。冥想是一种技能，是一种工具，是帮助放松的必要条件。那么，了解了冥想的强大力量，也尝试过呼吸冥想和沉思练习，以下还有几条小贴士，可以让你充分利用练习，改善睡眠和大脑功能，做到从现在开始。

黄金时间

冥想的最佳时机之一，是当你接近 α 和 θ 脑电波时，一般出现在早晨刚醒或晚上睡觉前。美国睡眠医学会的研究表明，晨间冥想被证明有益于被试的晚间睡眠。你是在有意识地创建让人放松的神经通道，创造缓解压力的条件，带来强烈的存在感，帮助你晚上睡得更好。

明天早上就开始做冥想练习（如果你是优秀的行动派，现在就可以开始！）。我们总能听说各种不健康的习惯，但这是一个健康习惯，可以为生活带来许多方面的益处。每天一开始只要 5~10 分钟，就能对精力、注意力和优质睡眠产生累积效果。

如果你醒得太早，又睡不着觉，就躺在床上，练习一下呼吸冥想，让大脑进入 α 和 / 或 θ 状态，模拟一些你通常会错失的睡眠益处。

这是一项随时供你调配的宝贵资源。

这就是在日常生活中，使用工具和策略的问题。冥想有助于恢复身心状态，补充睡眠，改善表现。如果你还需要其他冥想技巧，可以查看网站 sleepsmarterbook.com/bonus 上的补充材料，以及下面的一些小贴士，帮助你在必要时恢复身心状态。

保持镇定小贴士・1

如果你打算晚上做冥想，让大脑放松下来，准备入睡，那就在上床前，而不是在床上冥想。重申一遍，你希望床的神经联想是睡眠（在这次睡眠聚会上，如果你太过性感，也可以联想到性生活），就这么简单。你可以坐在床边冥想几分钟，然后躺到床上，准备晚上睡个好觉。

保持镇定小贴士 · 2

按指导进行冥想，有助于你一开始的适应。这样非常有助于心事极重的人，因为你的注意力一直在跟着指示走。请查看补充材料，按指导进行冥想。

保持镇定小贴士 · 3

如果你想躺在床上，通过简单的冥想 / 沉思练习，帮助自己入睡，可以试试这样：

1. 平静地躺在床上，如果有需要，就用舒适的枕头垫着脑袋。
2. 深呼吸一次，吸气 5 秒钟，保持 5 秒钟，然后呼气 5 秒钟，再保持 5 秒钟。连续这样做 3 次。
3. 把注意力放在呼吸上，让氧气循环到脚趾处。想象空气被吸入鼻腔，然后流到脚趾处的样子，然后呼出气体（遵循前文同样的呼吸时间）。
4. 接下来，把注意力转向脚部。通过鼻腔吸入空气，然后将空气循环到脚部，并遵循前文同样的呼吸时间。

5. 再接下来，把注意力转向脚踝，然后是小腿、膝盖、大腿，一直向身体上方移动，直到你感觉轻轻地飘起来。测试一下最适合你的位置，随时再尝试一遍。

保持镇定小贴士·4

如果你经常在半夜醒来，那可能有几个潜在原因。最明显的罪魁祸首是异常的激素周期。我们在之前的章节中说过，合理搭配营养和锻炼身体，有助于优化激素功能。而遵循本书中的小贴士，是让激素功能恢复的关键。另一个问题是未知的或未解决的睡眠呼吸暂停。这感觉像是你被一个非常虚弱的人掐住了脖子——不会造成明显的伤害，只是会惹恼你，把你吵醒。我们都知道，减肥是这里的关键因素。不过，你可能想找个医生检查清楚。

还要考虑的几个问题是低血糖（第十三章里说过）、胃肠道问题（第七章里说过）和严重的心理压力。现在，我们身边到处是压力源，这些可能成为任何人的大问题。进行合理的冥想练习，专注于你放不下的事情，将成为大大降低压力的关键。

通常情况下，心理压力源于我们“要做的事”或放不下的事。也许是非常想维系的一段关系，也许是想放下的某个人；也许是非常想获得的一种新工作技能，也许是不适合你、想放弃的一份工作。无论是哪种情况，如果对你来说很重要，就要采取行动，做好该做的事。你不用一天就做完，但要保证至少每天进步一点点。那一点点的坚持，会为你的心理健康带来奇妙的变化。如果要把关系维系得更美好，你就要好好研究关系。如果你想改善财务状况，你就要好好研究财务。如果你想改善身体健康，你就要好好研究健康问题。每天看点书，听点有声读物或播客，或者定期参加聚会和会议，会让你离理想的生活越来越近。相比惊恐感，满足感可能比你想象中近得多。

保持镇定小贴士 · 5

我们的睡眠有时会被打断，可能有几个原因。不过，最重要的是不要过分担忧。利用本书的策略，创造有利条件，将大大改善睡眠质量，让你获得更加优质、持续的睡眠。当然，你希望确保自己不会长期睡眠不足。不过，无论是担心偶尔的睡眠不足，还是因此过分劳累，对任何人都没好处。

如果你的睡眠偶尔被打断，冥想法和放松法都很有帮助。如果你可以躺在床上，放松身体，想些积极的事情（哪怕是微笑，哪怕是高兴自己还活着！），那就在床上躺下来。然而，如果你还在调整自我，感到焦虑和沮丧，那就务必起床写写日记或读读书（遵循之前章节中的建议，使用合适的灯光，保持皮质醇处于低水平）。没必要创建与睡眠环境相关的负面神经关联。你会发现，读书会让你再次想睡觉，不知不觉地睡着。甚至有证据表明，分段睡眠是人类进化的一部分。分段睡眠基本上是指晚间较早上床，睡三四小时，醒一两小时，然后再回去睡三四小时，直到早晨起来。虽然对大多数人来说，这种情况不太理想。不过，这样也可以让你放松思想，暗示自己一切都好。

保持镇定小贴士·6

还有许多“活跃”的冥想形式，不需要坐在一个地方，同样可以带来许多好处。《健康心理学》期刊（*Journal of Health Psychology*）的一项研究表明，每天练习气功，坚持一个月就可以延长睡眠时间，改善心理健康的其他因素。气功是一种控制呼吸和动作的冥想与精力练习形式，已经拥有四千多年的历史。随着越来越多研究的追捧，气功目前正在迅速流行起来。

《国际神经科学》期刊（*International Journal of Neuroscience*）上的一项研究发现，经过 6 周的气功练习，可以改善帕金森症患者的睡眠质量和行走能力。这样产生的好处会一直持续下去。你也可以参照补充材料，查看我最喜欢的气功练习方式。

太极通常也被称为“运动冥想”，是另一种可以考虑的练习形式。加州大学洛杉矶分校的一项研究观察了 112 名有中等睡眠障碍的健康老年人。结果发现，经过 16 周的太极训练后，相比控制组，被试对象的睡眠质量和睡眠时长都得到了显著改善。因此，无论是呼吸冥想、引导冥想或类似的运动冥想，选择一项适合你的练习形式，只要每天几分钟的时间，就能看到显而易见的效果。

SLEEP SMARTER

第十七章

合理使用营养补剂

许多人希望服用营养补剂助眠，但使用前要记住一项重要的警告。理想状态下，你要先解决引发睡眠问题的生活方式因素。直接服用药物或营养补剂，那只是在治疗一种症状。这样可能提升依赖性，长期来看会有害健康。

所以说，首先要关注本书提到的生活方式因素。然后，如果你还有需求，也可以适当地增加一种天然助眠剂。我将分享 4 种助眠剂，药效从温和到适中。我们先从最经得住时间考验的助眠剂开始。

- **洋甘菊：**几千年来，这种药材被用于治疗皮肤失调症、心脏病、炎症等各种疾病。今天，大量研究正在验证这种古老植物的真实功效。例如，《分子医学报告》（*Molecular Medicine Reports*）上发表的一项重要研究表明，洋甘菊类黄酮含有重要的抗炎成分，能够刺激环氧合酶 -2（COX-2）活力，从而减少身体疼痛。研究还确认，洋甘菊可用作温和镇静剂与睡眠诱导剂。

镇定效果大部分源于一种叫芹菜素的特殊类黄酮。这种成分大量存在于洋甘菊茶中，可以约束大脑中的特定 γ - 氨基丁酸受体，对神经系统活性具有天然的镇定作用。此外，由于芹菜素是源于食物和草药的天然成分，所以具有许多额外的健康效果，而不是一整页的潜在副作用。据发现，芹菜素也是一种非常有效的抗癌成分。《国际肿瘤学》杂志（*International Journal of Oncology*）和《药学研究》（*Pharmaceutical Research*）上发表的研究认定，芹菜素可预防多种癌症（包括乳腺癌、消化道癌、皮肤癌和前列腺癌）。对于抗击与非癌变细胞对立的癌细胞，芹菜素具有高选择性。

在历史上，洋甘菊一直被用作助眠剂。而我们现代的试验方法，也在证明它的助眠功效和其他健康效益。研究表明，洋甘菊有助于镇定神经系统，放松肌肉，提升夜间睡眠质量。

洋甘菊是一种不错的睡前茶饮。单是喝杯有机洋甘菊茶包泡的茶，就能让你睡个好觉。

- **卡瓦根：**在美丽的斐济岛，卡瓦根其实是一种国家级饮品。卡瓦根以其镇定成分著称，通常用于治疗失眠乏力。2004 年，《人类精神药理学》（*Human Psychopharmacology*）的一项研究还发现，300 毫克卡瓦根就可以改善情绪和认知表现。还有几项研究表明，它可以有效减少焦虑的体征和症状（焦虑当然是一种影响睡眠的状态）。

  关于卡瓦根，最重要的睡眠相关数据表明，它有助于改善睡眠质量，减少入眠等待时间。准备一杯卡瓦根茶可以成为一种让人放松的晚间惯例。

- **缬草：**在我推荐的三种药草中，缬草是药效最强的，也是一种中等镇静剂。它适合有入眠障碍的人群，有助于促进不间断睡眠。缬草根可以入药，加入新鲜果汁，或经冷冻干燥变成粉末。

  泡茶时，你可以直接使用预装茶包，或用一杯开水冲泡一茶匙干燥的缬草根（2~3 克），浸泡 5~10 分钟后，滤去茶叶开始饮用。跟前面两种药草一样，缬草也有药酒和干粉补充胶囊形式。

- **5- 羟色氨酸、γ- 氨基丁酸和左旋色氨酸：**我把这三样放在一起，是因为它们不是理想的选择。它们不像前面那三样属于天然草药，而是分离出来的化学物质。如果细心监控，小心使用，它们也是有用的。

  5- 羟色氨酸是血清素的一种神经递质前身。根据以前的章节，我们体内的血清素会转换为褪黑激素（助眠激素）。马里兰大学医学中心进行的一项研究中，5- 羟色氨酸服用组比安慰剂服用组入睡更快，睡得更沉。研究人员建议，晚上服用 200~400 毫克 5- 羟色氨酸，可以刺激血清素的产生。不过，这却需要 6~12 周才能完全起效。

  γ- 氨基丁酸是中央神经系统中一项重要的神经递质。事实上，它是大脑中主要的抑制性神经递质。因此，它会阻断大脑兴奋化学物质的活性。一些人极其信赖 γ- 氨基丁酸处理压力的镇静效果。如果你对 γ- 氨基丁酸感兴趣，晚上服用 500 毫克是个好开始。此外，还可以试试 γ- 氨基丁酸的前身——匹卡米隆和非尼布特。

  左旋色氨酸其实是 5- 羟色氨酸的前身。尽管你无法在食物中摄取 5- 羟色氨酸，但有一些食物富含色氨酸，包括火鸡、鸡肉、南瓜、葵花子、甘蓝和海菜。这些食物虽然可以称为健康饮食，但其中微量的色氨酸可能不足以起到你期待的效果。除了饮食中获得的成分，还可以使用左旋色氨酸这种简单的非处方营养补剂。睡前 90 分钟服用是比较理想的。

这些跟其他营养补剂一样，对每个人的影响是不同的。一种营养补剂可能给一个人带来奇迹，帮助他重建睡眠周期。换作另一个人，可能会让他做噩梦，甚至早上感觉更头昏眼花。最重要的是：到底有没有帮助，完全看你个人——这适用于食物、营养补剂，甚至是锻炼。你要试试看，对你来说，最明智、最安全、最有效的长期选择是什么。

褪黑激素误解

你会注意到，我在前文讨论中没有谈到褪黑激素。许多专家同意，褪黑激素营养补剂对一些人很有效。但是，要注意的是，褪黑激素其实是一种激素。与睾丸激素疗法、雌激素疗法等任何其他激素疗法一样，它具有带来副作用和潜在问题的较大风险。

褪黑激素营养补剂的主要问题之一是，它可能降低身体自主使用褪黑激素的本能。《生物节律》杂志（*Journal of Biological Rhythms*）上的一项研究发现，在错误的时间服用褪黑激素，或者服用剂量较大，会导致褪黑激素受体的敏感性下降。从根本上说，你的身体甚至会关闭使用褪黑激素的能力。

许多褪黑激素长期服用者发现，随着时间的推移，他们要服用的剂量越来越大。重申一遍，根据职业认证睡眠专家迈克尔·J. 布鲁斯博士的说法，他们的睡眠质量真不一定更好。关于褪黑激素，他说："记住，它是一种激素，不是一种维生素。"所以，如果你不想冒险产生依赖性，或者直接关闭身体使用褪黑激素的能力，我建议你避免服用褪黑激素，或者至少先试试别的东西。

服用褪黑激素的前身可能相对安全一些，不过，还是要警告一句：使用睡眠条件营养补剂的最佳方式，是短期内建立正常的睡眠模式；或者，在旅行时区变化后、夏令时带来的时间改变后，重新建立一种正常的睡眠模式。

首先尝试安全、合理、符合天性的方法。然后，只有当你在做正确的事时，才需要营养补剂的“补充”。

营养补剂小贴士·1

再强调也不为过的是，推荐在使用营养补剂前，先使用本书中的其他策略。你在其他地方根本看不到这样的化合物。它们通常只有几十年的测试历史（如果测试过的话），而人类在地球上已经生活了成千上万年。好好想一想，你的身体是一项包含着无限智慧的古老设计，然后，你摄取了一种科学实验室上周制成的化学提取物，身体可能无法再按计划运转。有一些天才科学家和创新人员在推动发展，制成救命的营养补剂和药物。不过，永远不要把胶囊误认为真正的食物。

营养补剂小贴士·2

找到合适你的剂量。对有些人来说，一些公司的推荐用量不是太低，就是太高。例如，如果要使用褪黑激素（尽管不推荐），男性理想剂量为 150 微克，女性理想剂量为 100 微克。可你会发现，有些褪黑激素的推荐用量竟高达 3000 微克！身高、体重、炎症、肠道健康、压力水平等都是影响营养补剂理想摄入量的因素。最中肯的建议是，开始时少服用，慢慢增加用量，除非你百分之百确定你在干什么。

营养补剂小贴士 · 3

不要将助眠剂和酒精混合使用。两者结合在一起后，你将面临肌肉太放松、呼吸停止，像《灵异第六感》中布鲁斯 · 威利斯刚醒来的感觉一样。（剧透警告：他已经死了，但自己却不知道。）说真的，无论是药物还是营养补剂，任何助眠剂配酒精都非常糟糕。留住智慧，留住安全，不要跟说“我看见死人”的孩子讲话。

SLEEP SMARTER

第十八章

早点起床

在第二章，我们详细讨论了阳光对改善睡眠的好处。更进一步说，想要晚上睡个好觉，不仅要多晒太阳，还要早点醒来。

根据精神病学者、心理治疗师和医学博士特蕾西·马克思的说法："早睡早起可以将生物钟与地球的自然昼夜节律同步，比太阳升起时入睡更利于恢复健康。"

早起有助于晚上睡好，这似乎完全出乎意料。不过，这一点追溯的历史是这样的：我们打破人类特定的睡眠与清醒模式，也不过是过去一百年的事。在不远的历史上，如果人类夜间四处闲逛，就会被捕食，并处于极度危险中。

人们常常忘记，人类是非夜行动物。我列举一点证据，来提醒一下你。

- 我们在黑暗中会视力失效。在狮子等野生食肉动物的眼睛里，有更多视杆细胞，所以它们夜间视力较好。你看不见它们，但它们看得见你——你是盘中餐（不是座上宾）。
- 我们的味觉也不是很强。当然，在健身房里，一位香水洒多了的女士走过时，你可以闻到（她试图在遮盖什么呢？）。但是，负鼠等夜行动物可以闻到 1 英里（1 英里 =1609.34 米）外的危险。

✦ 我们在黑暗中行走时，听力也不够好。哪怕几百英尺外的一小点噪声，也能被灰狐的耳朵捕捉到。它们虽然不像其他夜行动物的视力那么好，但敏锐的听力满足了夜间捕猎和躲避危险的需求。

人类在白天拥有非常出色的感觉能力。我们由此看到生动的色彩，并结合其他感官能力，比任何其他生物都要完美地理解周围的环境。

灯泡的发明照亮了世界，让我们得以创新、发展和创建更好的社会。然而，人造光的使用已经演变成一种成瘾，让我们的睡眠时长和健康水平降到历史最低点。说实话，如果我们没有享受生活的健康身体，那创新又有什么用处?

你也许会想："哎呀，我们已经不在野外生存了，该是整夜上 Netflix 追剧的时间了。哇哦！"我们当然不在野外生存了，现代设施也确实让生活变得美好舒适。可是，与接近自然的先人相比，我们的基因却变化不大。遗传适应可能会流传几千年。而且，如果你不是《暮光之城》系列中的角色，可能就没有那样的时间。

人类和其他有机体一样，已经适应了可预测的明暗模式。每一天，这些模式都在建立我们的内部生物钟和激素周期。一旦人造光介入，就会大大改变白天的长度。我们之前讨论过，睡眠与清醒时间一夜夜地不断变化，会造成普通人的睡眠质量显著下降，身体生物钟失去平衡。

最大的问题之一是缺乏一致性。不规律的睡眠时长会阻碍大脑形成一种模式，让人进入永恒时差的状态。睡眠方式和入睡时间都有助于找到最好的自己。在我们当今的世界，形成合理的睡眠规律很关键。而首先要做的就是早点起床。

参加早起俱乐部的好处

2008 年，北得克萨斯州立大学的一项研究发现，喜欢早起的学生分数要高许多。事实上，在研究了 3.5~2.5 的加权平均分范围后，早起者比夜猫子的分数高了整整 1 分。早起显然不是影响得高分的唯一因素，不过，这肯定是值得注意的一种关联。加权平均分更高，可能意味着就业机会更好，整体成就更高。

谈到就业机会，《应用社会心理学》杂志（*Journal of Applied Social Psychology*）发表的研究表明，早起的鸟儿比夜猫子更积极，所以业务也干得出色。研究继续表示，早起的人预测问题的能力也更强，可以更有效地将问题难度降到最低。由于一切变化得那么快，这就成为商业方面的一个重要杠杆点。

并不是说喜欢早起的人就更优秀，对任何事都更擅长。其他研究表明，夜猫子比早起者更聪明、更有创造力、更有幽默感。在某些情况下，他们可能更开朗。根据《哈佛商业评论》（*Harvard Business Review*）的研究，最大的问题在于，夜猫子由于时间规划失常，无法跟上企业的正常安排，更经常地错过关键的机遇。

所以，无论你是早起的鸟儿，还是夜猫子，都可以在生活中创造奇迹。我只想确保你获得最大的益处，希望你达到正常健康水平，创造最想要的生活。这样一来，只要遵循身体的自然激素时钟，你的健康水平就能得到显著提升。人类的天性就是白天清醒，晚上睡觉。当夜猫子是一种新理念，但你并不是真正的猫头鹰。

不喜欢早起?

一些人喜欢早起，好好利用新的一天。当别人还没起床时，你已经起床了，会很有成就感。多项研究表明，喜欢早起的人会展现出乐观、满足感和责任心等性格特征。上午 8:00 就开始实现工作目标，本身就能获得额外的乐观情绪。如果下午 4:00 才开始一切，已经有 7 个小问题让你偏离方向。

此外，当夜猫子是人类近期历史上才出现的新现象。无论你喜不喜欢，熬夜都是一种会影响健康和生活成就的后天行为。如果你坚信自己是夜猫子，还想恢复正常的昼夜节律、激素功能和优先事项，有几个简单的步骤可以实现。

来自热门网站禅习惯网（Zen Habits）的里奥·巴伯塔建议，可以使用渐进法改变睡眠计划。如果你正常的起床时间是上午 8:00，不要立即决定早上 6:00 起床。每次把起床时间提前 15 分钟，循序渐进地达到理想目标。

这种方法会优雅许多。通常情况下，人们决定早起时，往往突然调整睡眠周期，会更加疲惫和烦躁。此外，他们也将早起和更多疼痛之间建立起一种神经关联。这会让他们几天内就磨掉意志，不知不觉中回归老习惯。

如果你的目标是早上 6:00 起床，现在起床时间是早上 8:00，那就先把闹钟定到早上 7:45。坚持几天，再把闹钟改到早上 7:30，然后是早上 7:15，依此类推。你的身体会更健康地、更循序渐进地适应新计划。

你怎么抵抗摁掉闹钟的诱惑，违背起床的承诺?

里奥·巴伯塔提出了三条建议。我不得不说，这些建议堪称完美。

1. 兴奋起来。前一天晚上，想一件会让你早上兴奋的事，可以是冥想、你想写的东西、新瑜伽课程；可以是你想读的内容，或者让你激动的工作计划。到了早上，等你醒来后，想想让你兴奋的事，有助于激励你起床。
2. 跳下床。没错，带着热情跳下床。跳起来，张开双臂，好像在说："没错！我还活着！我要满怀强烈的热情，好好拥抱新一天。"说实话，这样做真的管用。
3. 把闹钟放得远点。如果闹钟就在身边，你会立马摁掉。所以，把闹钟放在屋里另一侧，你只能起床（或跳下床）才能关上它。接着，养成关掉闹钟直接上厕所的习惯。上完厕所后，你回到床上的可能性会大大减少。这时候，想象那件让你兴奋的事。如果你没有跳下床，至少要好好舒展双臂，迎接这一天。

根据第十二章的介绍，把闹钟放远点也有利于减少对电磁场的接触。电子设备释放的电磁场会扰乱身体细胞间的沟通。你身边的电磁场显然会更强烈。睡觉的时候，周围放任何电子设备都不明智，所以不要这么做。

还有一条额外的建议，可以帮你抵抗睡回笼觉的诱惑。相比振奋身体，准备迎接新一天，你更需要的是：唤醒你的感官。

当你起床后，做点刺激感官的好事。通常的做法是冲杯咖啡或泡杯茶喝。那种气味、口味和触感都会唤醒你的感官。

我非常推崇早起先喝一两杯水。我把这称为体内沐浴。这有助于补充睡眠中流失的水分，帮助身体清除代谢垃圾，带给你一种感官刺激，从而唤醒身体。你也可以真的去泡个澡或冲个凉，让自己清醒过来。或者，你可以放点好听的音乐，拉开窗帘，照点自然光，让感官更加清醒。还有许多事情会自动刺激你的身心。可以试着做一下，开启真正有活力的一天。

早起有助于将你的内分泌系统与地球的昼夜模式关联起来。太阳升起的时候要起床。一开始可能很难，不过，用不了几周，你的身体就会适应那种模式。你到时候醒来时，就会感觉舒适很多，精神也恢复不少。你可以通过早起，让皮质醇自然释放，然后上床更早，充分利用褪黑激素自然释放的益处，打破熬夜“疲惫不堪”的旧模式。我儿子最喜欢的一本书、史诗级巨著《小熊维尼》里有句话：“早睡早起能让一只熊同时获得快乐和健康。”

早起小贴士 · 1

每晚的同一个时间，在 30 分钟内上床，每天早上同一个时间起床。在现代社会，许多人在不用上班的时候拼命“补觉”。这样打破睡眠计划，你不上班的时候会感觉更累。一旦周一到来，你会非常害怕下床。记住，持续的睡眠计划对健康很重要。

不要因为你第二天不上班，就熬夜到更晚。事实上，早睡早起有助于充分利用第二天。我向你保证，Netflix 白天也正常开播。你可以少熬一会儿，而不用经历整晚熬夜的副作用。

为了维持身体理想的睡眠模式，你不用每晚准时 10:00 睡觉。不过，尽量在理想睡眠时间的 30 分钟内上床。

早起小贴士 · 2

里奥 · 巴伯塔的渐进法还发挥了优质睡眠的另一个优势：早点上床，获得更多“黄金时间”睡眠。我们从第六章得知，早点上床睡觉，利用晚 10:00 到凌晨 2:00 的睡眠，会让你获得更多激素益处，有助于酶修复和酶活性，提升身心整体恢复的能力。

如果你习惯熬到凌晨 1:00，突然决定提前两小时睡觉，还想在一夜间就改回来，最终会变成一次艰难的过渡。相反，可以运用渐进法（也称体内时钟改进法），每次把入睡时间提前一点，逐渐过渡到理想的入睡时间。如果你的目标是晚 11:00 睡觉，现在的上床时间是凌晨 1:00，那就每过几天把入睡时间提前 15 分钟，直到你真正实现目标。当然，你可以像撕掉创可贴一样，突然开始早睡早起。不过，渐进法是实现目标比较优雅的方式，也能让你早早地享受改善睡眠的过程。

第十九章

选择合适的纤体方法

《国际神经科学》期刊上一项有关慢性疼痛患者的研究发现，被试对象接受按摩疗法后，不仅可以减少长期的疼痛，还会改善睡眠质量，提升血清素水平。

我们都知道，按摩的感觉很棒。但是，我们许多人低估了它对改善睡眠质量的魔力。按摩就像一把神秘的钥匙，打开了交感神经系统（“战或逃”系统），激活了副交感神经系统（休息与消化系统）。临床证明，按摩可以促进血清素生成、催产素增加和皮质醇减少。当你获得这些益处后，按摩让你进入梦乡的作用也就显而易见了。

经过一次舒服的按摩后，你感觉怎么样？你觉得像跑了 5000 米或打扫完房间；你可能除了放松，什么也不想做。一切都那么冷静、从容、平和。平时让你烦心的事，现在不用烦了；你更有耐心了；你可能脸上挂着稍带诙谐的微笑，看着别人心里想：“为什么那么严肃？”

即便我们知道按摩对缓解压力的出色疗效，当人们发现按摩的其他好处时，通常也会感到震惊。

以下只是几个明显的好处：

- 将血压正常化
- 减少炎症性细胞因子

- 减少疼痛
- 改善灵活性
- 改善焦虑与抑郁症状
- 减轻偏头痛和头痛
- 改善消化和排便
- 减少应激激素
- 改善免疫系统功能

看到有关免疫系统健康重要性的内容，你大概能猜到，免疫—按摩的关联是极其重要的。

医学博士马克·海曼·拉帕波特是来自亚特兰大艾默里大学医学院的精神病学与行为科学系主席。他主导的一项研究表明，在5周的时间里，每周按摩会给神经内分泌和免疫系统带来许多益处。一些研究结果包括，淋巴细胞（管理免疫系统的白细胞）数量改善，皮质醇水平下降，精氨酸加压素（一种对攻击行为有重要影响的激素）减少，与炎症相关的细胞分子减少。

问题是，既然按摩的好处这么多，为什么没有更多人利用呢？

按摩的历史

按摩有着五千多年的久远历史。在中国、埃及、印度、日本、罗马、希腊等许多古老文明中，都发现过按摩疗法的考古学证据。长期以来，按摩都被用作一种有效的治愈工具。常被称为现代医学之父的古希腊医师希波克拉底说："医生要擅长许多疗法，但一定要擅长按摩。"

随着时间的推移，我们进入 20 世纪，医院里的护士仍通过按摩帮助病人减轻疼痛，提高睡眠质量。然而，在 20 世纪 70 年代，随着更多有效的止痛药和镇静剂出现，医疗界的按摩疗法很快开始失宠了。

即便如此，按摩行业仍然迅速发展，开始变成一种治疗方法，尤其是在田径领域。直到最近几年，一些设计良好的研究验证了按摩对其他睡眠效益的价值。而大众文化开始对按摩提出更高的要求，也与研究结果不谋而合。我敢说，你已经在城市周围看到一大堆按摩工作室了，对吧？

目前，大约 10% 的美国人口至少在时不时地使用按摩疗法。按摩疗法越来越受欢迎的一大原因是，经验证明，它可以减轻压力，改善睡眠（许多人甚至还没下按摩台，就已经进入梦乡）。

一项监测大脑活动的研究发现，按摩其实可以提升 δ 脑电波。我们在第十六章得知，δ 脑电波与完全的放松、恢复性深度睡眠相关。这也说明，纤体不应在生活中偶尔使用，而应该成为一种必备条件。

你是什么类型

最近的许多研究使用的都是瑞典式按摩。这种方法通过轻度力道和中度力道，沿着血液流向心脏的方向推动，使肌肉受到长效、流畅的击打。瑞典式按摩效果出色。不过，在给身体和睡眠带来全新体验的按摩方式中，这只是其中之一。

以下是其他按摩和纤体方式。实践证明，它们可以带来许多我们讨论过的健康益处。

- 穴位按压法
- 夏威夷式按摩
- 印度草药按摩
- 筋膜放松按摩
- 颅骶疗法
- 足反射疗法
- 日式指压按摩
- 泰式按摩
- 运动按摩
- 水中按摩
- 暖石按摩

你可能注意到，以上许多按摩法都需要另一个人的帮忙。这也是我们通常想到的按摩。然而，有许多纤体法和自我按摩法，只需要你自己、你的身体（你当然是走到哪里，就带到哪里）和几样灵活的技巧，就可以让效果达到最佳。

有一种出色的按摩法叫穴位按压法，是执业医师和你个人都能做到的。

意大利蒙扎市圣杰勒德医院的放射线疗法与肿瘤学部进行过一项全面的研究。结果发现，经过至少两周的穴位按摩后，60% 的睡眠障碍患者改善了睡眠质量。更让人印象深刻的是，在研究中，79% 的癌症患者改善了睡眠质量。但是，这是怎么做到的呢？

穴位按压法是“穴位”和“按压”两词的结合，是一种拥有两千多年历史的疗法。研究人员表示，人体上有一些特殊穴位，如果穴位神经被激活，就会将信号传递到其他器官和腺体。穴位按压法本质上就是（用按摩针或其他手段）向身体发送信号，“打开”身体的自愈或调节机制。理解其中的原理，其实一点也不困难。我们都知道，人体中的每个细胞都受一种管理力量的控制，那就是大脑。通过身体这条信息高速公路，每一个细胞、组织和器官都能接收数据。

研究中涉及的神门穴（HT 7）位于腕掌侧横纹尺侧端。另一项安慰剂对照的双盲实验中，失眠症患者按摩神门穴以后，排尿中的褪黑激素排泄物上

与睡眠质量改善相关的神门穴

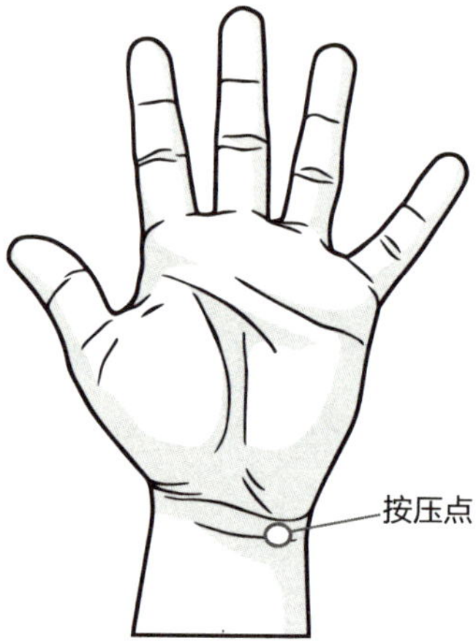

升到了正常水平。基本上说，通过观察参与者的尿检，研究人员发现，褪黑激素在参与者体内发挥作用。

人体上还有许多穴位经过了大量测试研究。如果你想了解更多，可以找一位经验丰富的从业者，对你自身做一些分析。你可以了解的其他穴位疗法包括情绪释放技术（EFT）和传统针灸法。

行动起来

晚上睡觉前是做纤体疗法和自我按摩的好时机，可以关闭交感神经系统。

在我的节目中，有一期人气很旺。节目上，《纽约时报》畅销书作者、物理疗法博士凯利·斯塔雷特告诉我，他发现了一种非常有助于睡眠的特殊纤体疗法。他说："在当前社会，我们最大的问题之一，是人们不太擅长抑制对刺激的反应。我们看到，人们进入一场交感神经系统对阵副交感神经系统的长期战争中。交感神经系统的数值一路升到 60。我们知道，如果你想恢复精神，可以喝点咖啡或能量饮料。不过，告诉我你是怎么（逆向）从 60 降到 0 的。我们知道，想要做出巨大改变，其中的方法之一就是做一项非常复杂的锻炼，即软球腹部锻炼。"

斯塔雷特博士表示，说它复杂其实是半开玩笑的说法。因为，虽然整个活动比较复杂，但其实非常容易掌握。适当按摩腹壁，即他所说的软球腹部锻炼之所以有用，部分原因是可以激活迷走神经。我们在第七章讨论过，迷走神经在直通大脑的过程中，可以与心脏、肺部和其他器官互动。加州大学洛杉矶分校的研究人员发现，迷走神经中大约 90% 的纤维会将信息从腹部带到大脑（而不是从大脑带到腹部）。因此，腹部信息本质上会告诉大脑和神经系统怎么做。以下是具体锻炼方法。

买一个有点弹性的球。斯塔雷特博士建议，你可以在折扣百货商店的球箱里，买到便宜的塑料球。你需要的球大小相当于一个足球或儿童足球。而且，它应该有一些弹性。确保使用之前，球里充的气不要太足。

接着，在地板上趴下来，腹部朝下贴在球上。斯塔雷特博士说：“花 5~10 分钟‘解开’腹部肌肉组织——直接前后滚动，等到不舒服时停下来，让肌肉收缩和放松下来，贴在球上调整呼吸。这种方法安全有效，可以打开你的副交感神经系统。”他曾帮助全国成千上万名运动员和患者。他说，这是抑制系统对刺激反应的最有效方法之一。你可以登录网址 sleepsmarterbook.com/bonus 查看补充材料中的一个视频，让斯塔雷特博士和世界知名治疗专家教你操作。

所以，无论是什么按摩方法，如瑞典式按摩、泰式按摩、穴位按压法、软球腹部锻炼、筋膜放松疗法，都要保证定期进行一些纤体锻炼。我们要面对紧张、压力、身体炎症等许多问题。经过时间的检验，这是一种可以让身体、心理和睡眠恢复平衡的方法。

纤体锻炼小贴士 · 1

本周为自己订一次按摩。你上次按摩是什么时候？如果就在最近，我要祝贺你。现在，10% 的美国人口会定期做按摩，这个比例还在快速增长。如果你不了解按摩，或者现在不知道怎么找私人按摩师，那就预约一家国内按摩室，他们对新客户很有一套。如果你能在其中一家按摩室办个月度会员，那就最好不过了。这样能保证你每月至少去一次，还可以尝试不同的按摩法和按摩室，直到找到最适合自己的。

纤体锻炼小贴士・2

试试渐进式肌肉放松法。你大概认为，肌肉处于放松状态，但也许并不是这样。我们许多人的肌肉都处于持续紧张状态。甚至当我们有意识地认为，我们完全放松时，肌肉也在悄悄地“工作”。为了解决这一点，让肌肉真正放松下来，你最该做的就是首先让肌肉完全紧张起来。听起来很奇怪?

菲利普・格尔曼博士来自费城的宾夕法尼亚大学睡眠中心，是宾大医学院行为睡眠医学项目的临床主任。他说：“渐进式肌肉放松法是一种放松锻炼，要求身体系统紧张起来，然后放松全身肌肉群。它有助于整体的身体放松，本身就具备多种益处。”

大致说来，在完全收紧肌肉并释放出来后，你可以带来（并体验）更放松的感觉。在临床上，这种练习可用于减少压力，改善睡眠质量。以下是一种具体做法。

找个舒服的姿势躺下来，深呼吸几次，准备开始练习。先从面部开始，同时收紧所有肌肉。更好的做法是，每次收紧一块肌肉。每次收紧持续

5~10秒。尽量把眉毛挑到最高，然后降到最低，紧紧闭上双眼，收紧嘴唇、脸颊和下颌。再然后，完全放松下来。

接下来轮到肩膀和手臂。从现在开始，每次收紧保持10秒钟。绷紧双肩，紧紧攥住拳头，收紧双臂的肌肉。10秒钟后，完全放松下来，感受更深层次的放松，等几秒钟再继续。再接着是胸部和腹部，随后是背部，然后是大腿和臀部，最后是双腿和双脚。每一组收紧—放松练习至少持续10秒钟，至少做够一轮。你可能发现，压力水平出现明显下降，全身获得更大的放松。

纤体锻炼小贴士·3

你一个人在家做按摩时，还可以用到许多工具，比如网球、曲棍球、泡沫轴、触发点疗法工具等。当然，你可以用自己的双手做按摩。或者，如果你要找人帮忙，还可以借助伴侣的双手。花几分钟做纤体锻炼，养成持续的晚间习惯，减轻白天的压力。

第二十章

看场合穿衣

人类的独特之处，就在于许多人睡觉穿衣服。我们上床穿的衣服叫睡衣，是代表舒适的一个词。如果慢慢说出这个词，你会告诉我，这感觉不太好。“睡衣……睡衣……”

穿上睡衣就像是一种心理触发，让紧张一天的你放松下来。你脱下了在外面穿的衣服，穿上让身体感觉安全、放松和无拘无束的衣服。其实，你穿的睡衣不仅只有亲友才能看到（除非你打算去参加睡衣派对），还会从根本上影响你的睡眠质量。

我们在第五章说过，温度调节是影响睡眠质量的一个重要方面。研究表明，一些失眠症状与不当的体温调节相关。人们由于不能让体温降下来，而无法进入更深层的睡眠。要明白，相比降温，人体更擅长保暖。因此，更容易入睡的方法是，上床前少穿衣服，穿更宽松的衣服。

在一项荷兰的研究中，科学家让参与者穿上恒温衣，（在不影响核心体温的情况下）让皮肤体温降低不到 1℃，以评估降温对睡眠的影响。研究结果显示，参与者夜间醒来的时间减少，在第三、四阶段的睡眠时间（深度睡眠）提升。

如果你觉得睡觉穿什么不要紧，那就再好好考虑一下。

好了，我不是说，你想睡个好觉，就要冻掉脚趾。我是想说，如果你之前睡觉时穿得像个爱斯基摩人，可以考虑脱掉一两层。

如果你住的地方可以调节温度，那你比地球上几十亿人更幸运。也就是说，即使你睡够了时间，如果穿得太暖和，醒来后也感觉不到放松。如果你身上盖 7 层，身下铺着电热毯，还穿得像要去打猎一样，可能会阻碍身体获得更舒适的睡眠。

午夜扼杀者

睡衣的款式和舒适度比任何个性化服饰都重要。睡前需要避免的一大错误，就是穿着太紧的衣服上床。衣服太紧甚至会切断淋巴系统的血液流动。淋巴系统是人体的细胞“废物管理”系统，是免疫系统的一个重要组成。它负责全身细胞外液的传输与循环。事实上，你体内的淋巴液比血液多 4 倍。

当淋巴系统由于衣服太紧而被切断，淋巴液会在体内不同位置聚集起来，从而造成真正的污染。

最常见的问题是袜子太紧。如果你脱掉袜子后，皮肤上还留着深深的印记，那说明袜子可能太紧了。紧身袜可能适合参加聚会，但一点好处也没有。

有毒物质是通过淋巴系统排出体外的。如果淋巴系统的任何通道被切断，就像水管打弯一样，会阻碍水的流动。水压会因此升高，人体内部管道会出问题，甚至出现更严重的结果。

在第五章中，我建议让卧室保持凉爽，但如果你容易怕冷，就穿一双保暖袜。为了避免睡觉时勒到脚踝，要把松软的绒毛袜作为首选。许多徒步袜比较松软，是个不错的选择。

除了对下肢的影响，女性甚至会遇到更严重、更危险的问题。这听起来可能让人震惊。不过，一项 2009 年的研究发现，戴胸罩睡觉的女性患乳腺癌的风险将提升 60%。

多项研究正在确认乳腺癌与经常戴胸罩之间的关联。这不是说让你扔掉胸罩，而是说你要注意这种关联。如果你脱掉胸罩，看到背部、两侧、肩膀和胸部有凹痕，就表明你在阻断淋巴液的流动和循环。

在预防乳腺癌等疾病方面，淋巴结和淋巴功能扮演着关键角色。许多女性被告知，为了照顾外界的目光，要一天 24 小时、一周 7 天戴胸罩，避免乳房下垂，而这甚至会引发背部疼痛。尽管这种观点是很现实的个人需求，但研究表明，这些担忧根本是不必要的。

一项为时 15 年的研究调查了 300 多名女性，结果表明："从医学、生理学和解剖学上看，胸部不会因为失去地心引力获益。"从整体上来看，研究发现，不戴胸罩的女性会长出更多肌肉组织，为胸部提供自然支撑，让乳头获得更高的提升（与双肩相关）。相反，戴胸罩女性的胸部其实会加速下垂。

此外，尽管这与根深蒂固的公众观点不一致，但却是有可靠科学依据的。穿上胸罩会让胸部变漂亮。可是，如果在胸罩的作用下，胸部长期处于失重状态，几乎就无法培养自身的支撑能力。就像任何其他身体部位一样：如果你不用它，它就会萎缩。

我们的主要焦点是改善睡眠，并借此改善健康。因此，晚上睡觉是摘下胸罩的好时机，可以减少每天 24 小时戴胸罩带来的主要风险。我们不用成立"胸罩狂互助会"。不过，如果你想了解胸罩—乳腺癌的更多关联，可以看看医学人类学家西德尼·罗斯·辛格和索玛·葛瑞斯玛姬创作的《衣着光鲜》(*Dressed to Kill*)。

两位作者认为，太紧的衣服也会导致不太理想的结果。就是说，内裤的选择可能对生殖健康产生巨大影响。

《生殖毒理学》(*Reproductive Toxicology*)上发表的研究试图证明通常被忽略的普遍观点，即内衣穿太紧的习惯会对精子带来损害。研究中，要求以前穿紧身衣的被试对象，在不同时间点改为穿宽松的平角短裤，整个过程维持3个月。具体测试的精液参数包括：精子密度、精子总数、活动精子总数、每禁欲一小时的活动精子总数。到研究结束时，结果最终显示，当男性穿上紧身内裤时，精液参数逐渐降低；当男性穿上宽松内裤时，精液参数逐渐增加。

这类研究直接印证了我们对睾丸，尤其是提睾肌生物学功能的了解。提睾肌的功能是升降睾丸，通过调节温度，有助于最佳精子发生和精子的存活。

我有一期很有启发意义的节目。理学硕士、生物力学家及畅销书作者凯蒂·鲍曼分享了对环境切实塑造身体的看法。我们往往认为，人体体形是锻炼、饮食和基因塑造的。但据凯蒂透露，我们接触的“细胞负载”也会塑造我们的身体。例如，你坐在椅子上的方式或站立的姿势，会产生一种特定的负载，从头到脚影响整个身体。如果你的身体朝任何方向改变一个角度，就会产生一种完全不同的细胞体验。你爱动或不爱动的任何习惯，都会最终影响身体的结构。在这个例子中，穿紧身内裤的习惯会改变男性生殖器官的自然负载。

凯蒂分析说，这不仅对睾丸有影响，还会影响所有周边器官和整体健康。她说：“你会出现肌肉萎缩，然后是肌肉循环下降。肌肉动作不仅会完成一次运动，还会因此带来肌肉周边区域的血流运动。所以说，你不仅让这块肌肉失效——身体更大区域的血液循环和营养物质也会失效。”

你会发现，受影响的不仅是一个细胞、一块组织或一个器官。由于身体器官要复杂得多，所以，你的选择会带来更多影响。人体是高度智能化的复杂设计，没什么是单独发生的。我们每天的选择都会直接影响细胞的反应。因此，无论是选择运动、食物、睡眠，甚至是我们穿的衣服，总是会带来一定的结果。到底会产生什么影响，完全取决于我们的双手。

闭上双眼购物

你听说过“外观高于时尚”这个短语吗？即我们穿的衣服应该促进自然功能，方便自然运动，让身体真正感到舒服（而不仅是穿得好看）。在我们的文化中，人们为了看起来漂亮、贴身、时尚，习惯穿上一些非常紧身，甚至让人痛苦的衣服。

好了，我不是在提倡，我们不能外表迷人，穿漂亮的衣服。时尚已经取得了巨大进展，所以我才会说，我们会继续前进，不会倒退。（我的意思是，说真的，你见识过我们以前穿的衣服吗？降落伞裤和喇叭腿牛仔裤不仅看起来傻乎乎的，显然还很容易让人摔倒。）不过，要明白的一点是，我们穿什么衣服也会影响健康。我们穿的衣服不仅要外表漂亮，还要让人舒服。

有趣的是，在我们的文化中，内衣模特是一种高端职业。我们想像广告里的模特一样。对于许多人来说，紧身内衣看起来更漂亮。我们当然可以时不时地穿紧身衣。不过，要养成释放身体的习惯，保持身体状态的平衡。

最佳的睡衣应该是宽松的、低过敏的（从材质本身和洗涤方式两方面来说）。我不是让你穿上一件通用睡衣，看起来像中间掏个洞的床单一样，你把脑袋钻进去就行。把身体释放出来，让你感到舒适。如果你在意的话，可以有无数种选择，为自己选一件迷人的睡衣。我只是分享一些基本规则。以下只是几种睡衣选择。

男性：平角内裤、宽松睡裤、篮球短裤，还可以是基本款 T 恤，或者直接裸睡。

女性：男士短裤、你自己或伴侣的 T 恤和平角内裤、平滑的女士内衣裤、勒不到双腿和臀部的瑜伽裤或“紧身衣”、宽松睡裤，或者直接裸睡。

裸睡

如果你和伴侣都习惯裸睡，你们都将因愉悦激素——催产素受益。你可以通过亲密感（比如睡在同一张床上）、按摩、性爱或简单的拥抱受益；你们唯一需要的就是皮肤接触。催产素是一种有效的抗压激素，会减少抑郁的体征和症状，对抗皮质醇的消极影响，帮助调节血压。研究还显示，它可以减轻肠道炎症，改善肠道蠕动。所以，我们更有理由尽量靠近对方。

最重要的理由是更多性爱。我们在第九章说过，一次性高潮可能是自然的头号助眠因素。

看场合穿衣小贴士 · 1

1991 年，哈佛大学的一项研究发现，相比爱穿胸罩的女性，不穿胸罩的女性患乳腺癌的风险会下降一半。睡觉是脱掉胸罩的最佳时机，有助于改善健康状况，减少对穿胸罩习惯的依赖。对男性来说，要避免睡觉时穿上让睾丸贴到身上的紧身内裤。否则，你的睾丸可能因为温度过高，而无法基于比较自然的温度进行扩展和收缩。睡觉是穿宽松衣服或裸体的好机会。

看场合穿衣小贴士 · 2

要记住，你买的衣服可能造成细胞负载（或细胞负载缺乏）。越来越多的公司（包括高级时装公司）正在制作的服装鞋类不仅让人看起来光鲜亮丽，还有支持人体正常、自然的功能。你可以登录网址 sleepsmarterbook.com/bonus，从本书补充材料中找到一些公司。所以，一定不要错过啊！

第二十一章

接触地面

自有历史以来，人类就开始了与地球长期的互动。我们的祖先每天都会与地面接触：走路、打猎、交谈、玩耍、放松、收集食物与水。无论他们做什么，都会接触到地面。

在当今工业化的世界中，许多人连续几天、几周，甚至更久时间不接触地面。我们被困在家里或办公室里，花更多的时间在室内使用技术，花更少的时间与一切技术的源泉互动。当然，我们可能走出门外，坐进车里。但是，我们大多数人会穿上绝缘橡胶底鞋，确保身体永远没有与大地亲密接触。我们几乎不碰地面，几乎不会碰一棵树，几乎不会碰创造每个体内细胞的源头。

科学家发现，这会对我们的健康产生巨大影响。

越来越多的研究表明，地球的电磁表面会对人体产生深远的影响。我们也许注意不到，人体具有高度的导电性。我们像地球一样，是靠电磁能量运转的。我们的神经系统就像在全身传递信息的内部线路。我们也是由矿物质构成的，我们的组织里含有水分。所以说，我们很像一块会走路、会说话、会导电的电池。

你可能注意到，我们会积累静电，“电”到触碰我们的人。我们都知道，不能往电源插座上插金属，否则我们的用电系统会“短路”。甚至在恐怖电影中，最恐怖的一件事就是你正在搓澡时，浴缸里放了一件电力装置。

最重要的是：你也许看不到，但你的身体具有高度导电性。你每一天、每一秒都在收发能量。对身体电力系统的误用和误解都会诱发慢性健康问题。

那么，你本人、你的健康、你的睡眠与地球有什么关系吗？

目前，超过 90% 的患者看医生是因为压力和炎症问题。压力和炎症往往同时出现，对大多数疾病都有巨大潜在影响。亚特兰大艾默里大学医学院的研究人员还发现，睡眠质量差与炎症有着密切联系。听起来可能有点奇怪，不过，接触地面可能是消除慢性炎症问题的最大关键。

炎症一族

我们现在明白，人体是导电的。每一个身体组织都带有电荷，这其实允许了许多功能的产生，尤其是炎症功能。炎症是一种由嗜中性白细胞促进的自然功能。嗜中性白细胞会向伤患处释放活性氧（也叫自由基）。这些自由基带有正电荷，会分解有害细菌，分裂受损细胞，为健康细胞腾出空间，修复身体组织。听起来很酷，对不对？

炎症不该是一种灾难。如果放任自由基活动，一些自由基会泄漏进周围组织，损害健康细胞，真正的问题也会就此产生。这就是炎症产生的真正原因。大多数人每天都要面对慢性炎症。

人类生存的本性决定，你每天都会产生细胞损害。受损的心脏细胞、干细胞、肌肉细胞等都会引起自由基氧化迸发，用来应对细胞受损。这是一种基本的化学过程，特征是释放需要中和的正电荷。

今天的健康营养时尚都以抗氧化剂为中心。抗氧化剂带有中和自由基的自由电子，使过分的氧化过程回归正轨，因此减轻炎症，改善健康。

实际情况是，你可以摄入富含抗氧化剂的食物，直到吃得脸上发紫（吃很多蓝莓当然也有这种效果）。不过，你不会因此在氧化战争中占优势。

第一，抗氧化剂要来自恰当的形式。传统的食物处理方法往往会去掉食物中的抗氧化能力。第二，膳食抗氧化剂要抵抗消化过程，一路通过肠壁，还可能进入我们的血液。第三，据发现，相比人体自身的内源性抗氧化能力，膳食抗氧化剂会显得苍白无力。比如说，对于抗氧化剂——超氧物歧化酶的产生，人体肝脏的支持能力比你摄入任何抗氧化剂的能力都强大。关键是要把身体调整到正常状态，让器官和组织发挥原有的能力。最后，据发现，自由电子的第一来源其实就是所有食物的来源——地球。

科学家发现，地球表面上充满自由电子，当人体与地球接触后，就能立马被人体吸收。这个过程被称为电子转移。科学研究准确验证了电子转移的效果。它对运动表现、康复治疗和整体健康的影响是惊人的。

研究人员将人体与地面的连接称为“接触地面”或“接地”。

《交替与补偿医学》杂志（*Journal of Alternative and Complementary Medicine*）2013 年发表的一项研究表明，“接触地面会提升红细胞的表面电荷，因此减少血液黏度和凝结。接触地面是降低心血管风险，减少心血管病意外最简单也最有效的干预措施之一”。

先等一等……只是接触地球表面，就能改善血液，降低心脏病发作的风险？

医学博士、知名心脏病学家及畅销书作者斯蒂芬·辛纳特拉是这样描述的："接地能减少炎症，已经通过红外医学影像、血液化学测量和白细胞计数验证。抗炎效果的合理解释是，身体接触地面后，地面释放的负电荷抗氧化电子会进入身体，抵消发炎部位的正电荷自由基。地表释放的电子会流入身体，也已经被实验证明。"

据证实，人体接触地面有助于减轻压力。具体过程是，自主神经系统的主导由交感神经变为副交感神经，心率变异性得到改善，肌肉张力回归正常化。发表在《环境与公共卫生》杂志（*Journal of Environmental and Public Health*）上的一项研究中，研究人员发现，当被试对象接触地面后，"副交感神经系统会被快速激活，交感神经系统相应地失去活力"。我们从前几章中了解到，人体从"战或逃"的交感神经系统，转到"休息与消化"的副交感神经系统，对人体睡眠和整体健康是极为重要的。

如果不是看到这么充分的证据，我想不到只是接触地面就有这么强大的效果。如需全面了解接地及其益处，记得查看网站 sleepsmarterbook.com/bonus 上的补充材料。

就目前而言，不要成为接触地面的最后一个人，好好利用你家大门外有益健康的免费资源吧。

从地面到人类组织的电子传递

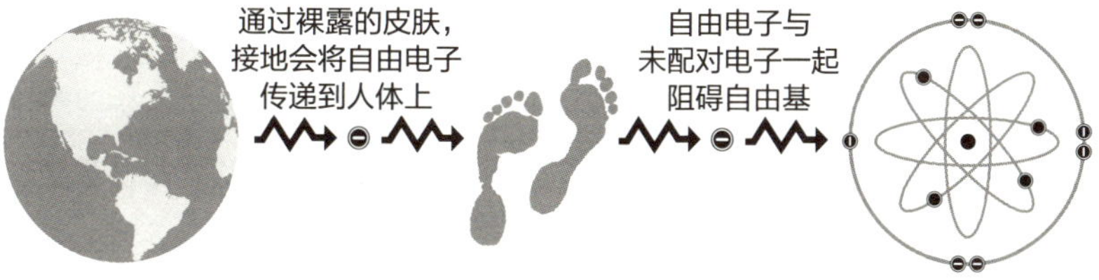

睡眠呢

2004年发表的一项研究分析了人体在睡眠过程中接触地面时的生物学影响。研究测量了皮质醇水平，以及参与者对睡眠、疼痛和压力的主观报告。

研究发现，患者在睡觉时接触地面后，可以降低夜间的皮质醇水平，让白天的皮质醇分泌全面正常化。记住，皮质醇是睡眠的死对头。如果皮质醇水平不正常，你的睡眠质量也会不正常。研究参与者的主观报告还表明，睡觉时接触地面有助于改善睡眠质量，减少疼痛，降低压力。

养成接触地面的习惯，将对你的睡眠质量产生改变人生的影响。好了，我不是要你为了获得所有益处，就每晚在外面露营。现在，你可以利用不可思议的接地技术，在家里就获得地球能量的益处。

我桌下一直放着接地垫，也在接地床单上睡了大约7年。它们都是精心设计的产品，可以连接到屋外的接地杆，或者轻松插入大多数电源插座上都有的接地式插孔。只要你身体任何部位接触它们，就可以安全有效地接收到地表自由电子。上述的睡眠研究也是使用接地产品，将被试对象与地面连接起来，从而带来所有的显著成果。

我还有幸见到无比优秀的按摩医师杰夫·斯宾塞，咨询到有关患者接触地面的疗法。斯宾塞医生不仅为奥运会选手服务，还是8次环法赛车冠军队的队医。他曾直接参与的奥运会、世界赛事、国家赛事及环法赛车锦标赛超过40多届。他告诉我，他服务的运动员之所以成功，接地技术扮演着至关重要的作用。他很快发现，接地可以加速组织修复，加快运动员训练和比赛创伤的愈合。他还从患者身上观察到其他益处：睡眠质量改善，疼痛减少，活力增加，痊愈速度加快。

好消息是，你不用非得是世界级运动员，才能享受到这些好处。无论你打不打算利用先进的接地技术，绝对有必要经常接触地面，抵消你身上的正电荷；吸收自由电子，加快身体恢复，改善心脏健康和激素功能；最重要的是，让你晚上睡个好觉。

接触地面小贴士 · 1

直接吸收你的“维生素 G”。坚持光脚踩地，享受一些美好时光。这里是指土壤、草地、（沙滩上的）沙子，甚至是类似海洋的流动水体等导体表面。还有水泥、砖块等其他导体表面。不过，它们的效果取决于几个因素。“维生素 G”（与地面的日常接触）的最佳来源是土壤和草地。顺便说一句，你有没有注意到，当你去海滩上度假时，总是睡得很好？许多人甚至还没回到屋里，在沙滩上其实就已经睡着了。现在你知道了，那不是巧合，而是你终于再次接触地面的自然反应。

谈到接地的目标时长，辛纳特拉博士说：“接触地面会立即改变你的生理机能。你接触地面的时间越长，获得的益处就越多。因为，你在接触地面时，处于最自然的电力状态。”这就是说，接触地面一分钟就有效果，但时间越长越好。我建议每天至少接触地面 10 分钟。即使接地的魅力还没那么吸引你，但脱鞋踩地有利于强健双脚，改善本体感受（大脑感知身体及其空间位置与活动），提升双脚灵活性与机动性，从而增加你的活动范围。从多种因素来看，更频繁地光脚是有益于全身健康的好习惯。

接触地面小贴士 · 2

在你居住的环境中，如果不是总能获得优质的“维生素 G”时间，接地技术就派上用场了。在接地产品的帮助下，无法过多改变周边环境的你将收获接地的益处。你可以继续做常做的事——使用电脑、睡觉等——同时保持全程接触地面。你可以随时随地使用接地产品——地板垫、床单、床垫、鼠标垫。甚至还有一种接地带，可以贴在身上的个别痛点，用于临床上减少疼痛和炎症。

我一开始用接地床单时很谨慎，因为我正在努力消除 EMF，移除卧室里任何不必要的电子。不过，我惊讶地发现，包括《欧洲生物学与生物电磁学》（*European Biology and Bioelectromagnetics*）上一项研究在内的大量研究表明，接触地面会立即减少人体内生成的电场。研究者们发现，“接地基本上可以消除常见电力来源引起的人体流通电压”。最重要的是：接触地面可以让人体细胞免受第十二章中提到的 EMF 问题影响。记住，什么也代替不了与地面的直接接触。不过，为了获得你所需的益处，接地产品也是不错的替代品。获得有关这些设备的更多信息，可以查看本书补充材料。

接触地面小贴士 · 3

经验证，接触地面可以将身体生物钟与地面的正常昼夜模式同步。因此，坐完飞机后，最明智的选择是接触地面。我发现，这种习惯几乎可以消除时差，帮我更快地适应新时区。从天性上来说，人类不习惯几小时内就跨越多个时区。因此，利用这样的技巧，非常有助于让你恢复活力。如果可能的话，我旅行归来都会接触地面，直接吸收“维生素 G”。此外，我还会随身带上接地床单，晚上总能像在家一样睡个好觉。

最后一条小贴士是尽情享受、好好尝试、坚持用本书原则帮助你。创造有利条件，让优质睡眠成为生活中不可或缺的一部分。问题的关键不在于追求完美，而在于不断进步。现在该保持冷静，尽量获得最佳的效果。所以，让我们直接开启一次 14 天睡眠大改造吧！

14 天
睡眠大改造

人类是受习惯和住处影响的生物。我们已经讲过如何营造更加有益睡眠的环境，如何让身体睡前进入理想状态，甚至是如何通过锻炼平复心情，调动舒适睡眠的情绪。现在，我们要把这些结合起来，形成一种简单的模式，有益于身体的长期发展。

你的大脑喜欢形成某些模式。这样，它才能释放自由空间，做些别的事情。我们无意识中拥有的能力越多，获得的成就可能越大，创造力可能越强。

什么是无意识的有能力？

无论学习任何新技巧，形成任何新习惯，总共要分 4 步：

1. 无意识的不胜任——你做错事，却不知道自己做错。
2. 有意识的不胜任——你做错事，但知道自己做错。

3. 有意识的胜任——你做对事，但要有意识地做对。

4. 无意识的胜任——你做对事，甚至根本不用思考。

首先，把你在本书中学到的东西付诸实践，就可以让你进入“有意识的胜任”阶段。你要仔细思考，有意识地做对事。就好像你第一次学车，你非常留心一切。当你上车前，会列好清单：首先，你可能调整座位，然后是车镜，接着是安全带，等等。你在开车前，会确保一切正常。当你开车时，会非常谨慎：视线移动、注意车速、注视路标和其他车辆，非常小心。

然后，快进几个月。当你上车打开点火开关时，意识却不在那里。不是说你粗心，而是你已经自动列好清单。你甚至不用有意识地盯紧，大脑也知道座位和车镜的位置。开车本身可以成为第二种天性。你可以直接上车开 20 分钟，甚至不用有意记住所有步骤，就能抵达目的地。

你不是被恶魔催眠了，而是大脑腾出空间做别的事了。因为，开车已经成为一种无意识的超强技能。如果出现异常或问题，你的意识会随时上车。但总体而言，你在开车时大脑进入了自动巡航模式。

为了每晚自动睡个好觉，你只要像第一次学开车一样，把一切都变成惯例。“惯例”（ritual）这个词源于拉丁词 ritus，意为“一种经过验证的做事方法”。惯例是指让你进入某种心情、状态或心境，进而完成某件事的一步步行动。

无论你以前有没有睡眠问题，一种规律的入睡惯例有助于你放松下来，让身体准备迎接最佳的睡眠状态。

来自睡眠委员会的杰西卡·亚历山大称：“入睡惯例让大脑熟悉睡眠时间和清醒时间。它会让大脑和身体生物钟习惯于一种常规的程序。”

长期以来，父母们都很清楚入睡惯例对孩子的作用。一些惯例可能包括洗个热水澡、穿上睡衣、听睡前故事、听轻松的音乐，或者只是亲亲前额、饱含爱意地盖好被子。

如果你建立了固定的入睡惯例，孩子们很快就会进入梦乡。他们的大脑和身体已经完全适应了立马入睡的系统活动。而且，就像我之前说的，我们从许多方面来看，都只不过是一群“大宝宝”，还维持着一样的基本程序。我们只需直接接入程序。

哈佛医学院的医学讲师、医学博士劳伦斯·爱普斯坦说：“我们的身体渴望例行公事，喜欢知道未来会怎样。”创建睡前惯例后，你就在特定活动和睡眠活动间建立了清晰的联系。

让我们浏览一下“14 天睡眠大改造”，确保你获得最佳睡眠的工具。

制胜计划

我们在第二章说过，要想晚上睡好，起源于你早上醒来那一刻。设定入睡和日常惯例，就可以掌握聪明睡眠法，获得一生中最佳的睡眠状态。“14 天睡眠大改造”的每一天，我们都会双管齐下，每天向前迈出一小步，潇洒地达到理想的目标。

你可以随时开始“14 天睡眠大改造”。不过，我建议你选在生活中的干扰最少时。例如，你正好在出差或几天内要完成一个计划，好好睡一觉就帮助很大。但是，如果你还无法更加自由地安排时间，可能会想推迟 14 天计划。无论你从明天开始，还是两周内开始，现在第一件事都是订好开始日期和完成日期。如果你愿意的话，可以使用 Outlook 日历、谷歌日历或实体日历。最重要的是要订好计划。

在睡眠大改造期间，你绝不能感到负担过重或紧张不安。这里的技巧是为了把你的生活变得更简单，而不是更艰难。它们通常只需要极少的时间。我要提醒你，注意灵活应对，对自己多些耐心。

每一天都要在日志上填写几项简单的问题。你可以直接在本书中完成，也可以用自己的笔记本或日记，还可以从网址 sleepsmarterbook.com/bonus 下载打印 PDF 版本。这些问题可以追踪效果，所以非常重要。你可能听过一种说法："不能衡量者不可管理。"所以，追踪进度是非常有价值的。日志的一部分内容，是给聪明睡眠法打分，评估你那天的表现。打分范围是 1~10 分，10 分表示最优。

先看一下"睡眠大改造第 1 天"，确保第 2 天早上开始实施时，你知道具体该怎么做。既然我们已经介绍了制胜计划，就开始"14 天睡眠大改造"吧！

睡眠大改造预备日

今天要做好一切准备。也就是说，你要看看自己现在的状态。你有可能已经在用本书中的一些策略，因为你迫不及待地想实践一下。所以，我要给你一份问卷，评估你现在的状态。或者，如果今天不是你第一天使用聪明睡眠法，你可以记下开始的时间。

预备问卷

用 1~10 的打分范围，回答下列问题。

你给现在的睡眠打几分？ |____________|

（1 = 我的睡眠极差 10 = 我的睡眠极佳）

你早起后，感觉身体怎么样？ |____________|

（1 = 非常痛苦 10 = 没有丝毫痛苦）

你早起后，感觉精力怎么样？ |____________|

（1 = 疲惫不堪 10 = 神清气爽，准备接受世界的挑战！）

你早起后，感觉精神怎么样？ |____________|

（1 = 迷糊焦虑 10 = 乐观幸福）

你一整天的精力怎么样？ |____________|

（1 = 我整天跟没睡醒一样 10 = 我整天都精力旺盛）

正式的“14 天睡眠大改造”从明早开始。所以，你要先浏览第 1 天的内容，了解具体要做什么。你每天要分两次快速填日志——一次是醒来后的 10~15 分钟，另一次是每晚睡前的 10~15 分钟。最好把这本书或你的日记放在早晚都好拿的地方。我们就来看一看，准备第 1 天吧！

第1天

睡眠大改造第1天目标

早晨：该为美好的一天和良好的睡眠打好基础了！完成早起后的例行活动（上厕所、喝咖啡或喝几杯水），做点锻炼，提升心率，刺激“日常激素”的自然分泌，让昼夜节律步入正轨。如果你还没习惯早上锻炼，就做5~10分钟的如下活动：体重锻炼（参阅网址 sleepsmarterbook.com/bonus 的补充材料）、快步走、跳小蹦床、Tabata训练[1]或一组动力瑜伽。

继续为一天做好准备（冲澡、穿戴或其他必要准备），然后吃早餐。早餐要遵循第十三章的指导，在一天开始时维持胰岛素低水平，优化激素功能，帮助减少脂肪。选择蛋白质、健康脂肪、不含淀粉的蔬菜，或者直接执行补充材料中的样本方案。开始你的一天，过得开心点。

晚上：睡前放松是很有必要的。你会发现，晚间维持一种例行活动，就像关闭了生活中的压力开关。我们喜欢为其他事做好准备——准备一场约会，准备一次锻炼或运动项目，准备一次上班——可是，谈到睡眠时，许多人会直接上床，或最后累到睡着。（记住，高质量睡眠和累到睡着的差别很大！）所以，从现在开始，你要像准备一场燃情约会

[1] Tabata训练是一种间隔训练法，要求练习者在20秒内完成最大强度的训练，休息10秒钟，如此重复。做8组，总时间为4分钟。

似的，为睡眠做好准备。你会养成一种特别的习惯，让你感觉良好，迅速优化人生的一切。为了准备好睡眠之约，我们要关上笔记本电脑，关上电视机，关上其他电子设备，把高质量的时间留给你最好的朋友——睡眠。

在你理想的入睡时间前一小时关掉电子设备，选择以下活动之一：

✦ 读一本书，最好是虚构类。我以前认为读虚构类故事没用。不过，我现在意识到，读虚构类故事其实可以在生活的许多方面帮助我（从提出新想法到改善人际沟通）。难怪孩子比大多数成年人睡得香。读虚构类故事或让别人读给你，非常有助于我们放松过度使用的、负责分析的左脑。为了让你忘掉压力、忧虑和紧张，最好的办法莫过于徜徉在书页中，逃避到另一个世界。

  传记类的非虚构读物也是可以的。但是，最好不要选择分析类、方法类、教学类或培训类的图书。理想状态下，你不会想睡前看的东西，让你想起工作上的事。

  此外，读书的地方也很重要。劳伦斯 · 爱普斯坦博士建议，要在床和睡眠之间建立起清晰的联系。如果你还没建立这样的联系，建议你在家里除了床以外的任何地方读书。如果你怕读书入迷，那可以在卧室里读书，但不要在床上读书。

✦ 听播客或有声读物。

✦ 跟你爱的人聊天：孩子、最好的朋友、重要的另一半——跟你爱的人过一天、玩棋盘游戏、讨论未来计划，都是不错的选择。

✦ 冥想。

- 写日志——睡前 10~15 分钟填好《聪明睡眠法日志》，我们在第 2 天会讲到更多有关日志的事情。
- 泡个澡或冲个凉。
- 以上几项的任意组合。

你把看屏幕的时间换成另一种活动后，最后一项任务是填写今天的日志。

第 1 天日志

上床睡觉前花 10~15 分钟填写。

用 1~10 的打分范围，给你一天的“总体成就”打分。 |__________|

你觉得，对睡眠大改造的任务完成情况如何？

____

____

今天任务最出色的部分是什么？

____

____

最困难的部分是什么（如果有的话）？

____

____

你觉得可以做哪些改善？

____

____

明天有什么让你兴奋的事情？

____

____

从明天开始，你要先给“总体成就”打分。所以，按照你的理想时间入睡吧，今天就是这样！继续保持，明天见！

第 2 天

| 睡眠大改造第 2 天问卷 |

早起后，用 10~15 分钟填写。用 1~10 的打分范围，回答以下问题。

你给现在的睡眠打几分？ |________|

（1 = 我的睡眠极差　10 = 我的睡眠极佳）

你早起后，感觉身体怎么样？ |________|

（1 = 非常痛苦　10 = 没有丝毫痛苦）

你早起后，感觉精力怎么样？ |________|

（1 = 疲惫不堪　10 = 神清气爽，准备接受世界的挑战！）

你早起后，感觉精神怎么样？ |________|

（1 = 迷糊焦虑　10 = 乐观幸福）

你一整天的精力怎么样？ |________|

（1 = 我整天跟没睡醒一样　10 = 我整天都精力旺盛）

睡眠大改造第 2 天目标

早晨：完成早起后的例行活动后，像昨天一样进行 5~10 分钟的锻炼。然后，为一天做好准备，吃早餐，然后出门。

今天的特殊任务：订购一些外用镁元素。我们在第七章深入探讨过镁元素的重要性，回顾一下镁元素对睡眠和健康有多重要。补充材料中列出了我唯一使用过的镁缓喷剂及许多其他选择。现在就行动起来，保证你几天内就可以用到。

晚上：继续为你的睡眠之约做好准备。在你理想的入睡时间前一小时关掉屏幕，选择另一项夜间活动。

今晚，更加充分地利用日志。你当然已经写了《睡眠大改造日志》，但还可以做得更多。世界上一些最成功人士都在使用这种强大的手段，从奥普拉到安东尼·罗宾，写日志都成为他们生活中经常性的一部分。为了形成一种睡前惯例，你可以写日志记下零散的想法。你脑海中的任何想法，都可以写在纸上。写日志本身就有助于放空思想。你也可以把日志当成一种进度检验方式，确认接下来该怎么做。再强调一遍，把想法写在纸上，非常有利于实现目标。

另一个不错的选择是感恩日志或感恩日记。人们有睡眠焦虑和烦恼，部分原因是执着于没做的事和没得到的东西。如果你看到这里，那你比想象中幸运多了。你可能已经忘了要心怀感恩。

你可以借助感恩日志，捕捉今天感恩的三五件事。它们可以是大事，也可以是小事（无论是看到某人特殊的微笑、吃了几顿大餐、获得一个奖项，还是实现了一个重要的里程碑都可以)。只是留心记下来，就会让你更容易接受原本理所当然的好事。此外，研究表明，当我们感觉自己重要时，体内的血清素会上升。写日记有助于你记住自己的内在价值，记感恩日志有助于你确认自己为什么这么重要。

在第 2 天日志上(或在额外的 PDF 日记上)，简单记下你今天感恩的三件事。

| 第 2 天日志 |

上床睡觉前花 10~15 分钟填写。

你今天最感恩的三件事是什么?

1.____

____

2.____

____

3.____

____

用 1~10 的打分范围，给你一天的“总体成就”打分。|____________|

你觉得，对睡眠大改造的任务完成情况如何？

____

____

今天任务最出色的部分是什么？

____

____

最困难的部分是什么（如果有的话）？

____

____

你觉得可以做哪些改善？

____

____

明天有什么让你兴奋的事情？

____

____

第 3 天

睡眠大改造第 3 天问卷

早起后，用 10~15 分钟填写。用 1~10 的打分范围，回答以下问题。

你给现在的睡眠打几分？ |____________|

（1 = 我的睡眠极差　10 = 我的睡眠极佳）

你早起后，感觉身体怎么样？ |____________|

（1 = 非常痛苦　10 = 没有丝毫痛苦）

你早起后，感觉精力怎么样？ |____________|

（1 = 疲惫不堪　10 = 神清气爽，准备接受世界的挑战！）

你早起后，感觉精神怎么样？ |____________|

（1 = 迷糊焦虑　10 = 乐观幸福）

你一整天的精力怎么样？ |____________|

（1 = 我整天跟没睡醒一样　10 = 我整天都精力旺盛）

睡眠大改造第 3 天目标

早晨：完成早起后的例行活动后，像昨天一样进行 5~10 分钟的锻炼。今天还要进行 10 分钟的太阳直射。如果你是边锻炼边晒太阳，那就更好了。如果你很久不见太阳了，那就把晒太阳列进来！天气允许的话，你可以像刚才说的那样，到户外锻炼。你可以坐在外面，做些日常阅读，或者在外面光脚踩踩地面，放松一下自己（我们之后会具体介绍）。确保晒完太阳后，为一天做好准备，吃早餐，然后出门。

今天的特殊任务：从今天开始，确保你在中午前完成所有的咖啡因摄入。我们从第四章了解到，即使是睡前几小时摄入咖啡因，都有可能打断睡眠。今天，这样的影响就没有了。

今天还要净化卧室，准备打造睡眠庇护所。遵循第十二章的建议，搬走卧室里所有不必要的电子产品，比如电视机、笔记本电脑、智能手机等——研究表明，电子产品会打乱人体细胞的交流，必然会影响睡眠质量。

晚上：继续为你的睡眠之约做好准备。在你理想的入睡时间前一小时关掉屏幕，选择另一项夜间活动。

如果你已经买了外用镁，在睡前抹一抹。按照第七章的建议，多抹一点。确保适当调低室内温度，帮助你进入深度睡眠。安好恒温器，确保气温不高于 21.1℃（理想的气温范围是 16.67℃ ~20℃，所以空气凉一点比较好）。

第 3 天日志

上床睡觉前花 10~15 分钟填写。

你今天最感恩的三件事是什么？

1.____________________

____

2.____________________

____

3.____________________

____

用 1~10 的打分范围，给你一天的“总体成就”打分。 |__________|

你觉得，对睡眠大改造的任务完成情况如何？

____

____

今天任务最出色的部分是什么？

____

____

最困难的部分是什么（如果有的话）？

____

____

你觉得可以做哪些改善?

____

____

明天有什么让你兴奋的事情?

____

____

第 4 天

| 睡眠大改造第 4 天问卷 |

早起后，用 10~15 分钟填写。用 1~10 的打分范围，回答以下问题。

你给现在的睡眠打几分？ |____________|

（1 = 我的睡眠极差　10 = 我的睡眠极佳）

你早起后，感觉身体怎么样？ |____________|

（1 = 非常痛苦　10 = 没有丝毫痛苦）

你早起后，感觉精力怎么样？ |____________|

（1 = 疲惫不堪　10 = 神清气爽，准备接受世界的挑战！）

你早起后，感觉精神怎么样？ |____________|

（1 = 迷糊焦虑　10 = 乐观幸福）

你一整天的精力怎么样？ |____________|

（1 = 我整天跟没睡醒一样　10 = 我整天都精力旺盛）

睡眠大改造第 4 天目标

早晨：完成早起后的例行活动后，像昨天一样进行 5~10 分钟的锻炼。今天还要进行 10 分钟的太阳直射。为一天做好准备，吃早餐，然后出门。

今天的特殊任务：今天该打造你的睡眠庇护所了。在网上或实体店给卧室买点遮光窗帘。还有，按照第八章推荐的植物，给自己订购一棵，改善空气质量和睡眠质量。你可以在补充材料指导中，找到所有的资源。

晚上：继续为你的睡眠之约做好准备。在你理想的入睡时间前一小时关掉屏幕，选择另一项夜间活动。

保证装好遮光窗帘，把植物放在床边。（如果它们还在邮寄过程中，那也没关系；你马上就能收到了！）如果你已经买了外用镁，在睡前抹一抹。确保适当调低室内温度，帮助你进入深度睡眠。

第 4 天日志

上床睡觉前花 10~15 分钟填写。

你今天最感恩的三件事是什么？

1.____

____

2.______________________________

____

3.______________________________

____

用 1~10 的打分范围，给你一天的“总体成就”打分。|__________|

你觉得，对睡眠大改造的任务完成情况如何？

____

____

今天任务最出色的部分是什么？

____

____

最困难的部分是什么（如果有的话）？

____

____

你觉得可以做哪些改善？

____

____

明天有什么让你兴奋的事情？

____

____

第 5 天

| 睡眠大改造第 5 天问卷 |

早起后，用 10~15 分钟填写。用 1~10 的打分范围，回答以下问题。

你给现在的睡眠打几分？ |____________|

（1 = 我的睡眠极差　10 = 我的睡眠极佳）

你早起后，感觉身体怎么样？ |____________|

（1 = 非常痛苦　10 = 没有丝毫痛苦）

你早起后，感觉精力怎么样？ |____________|

（1 = 疲惫不堪　10 = 神清气爽，准备接受世界的挑战！）

你早起后，感觉精神怎么样？ |____________|

（1 = 迷糊焦虑　10 = 乐观幸福）

你一整天的精力怎么样？ |____________|

（1 = 我整天跟没睡醒一样　10 = 我整天都精力旺盛）

睡眠大改造第 5 天目标

早晨：你完成早起后的例行活动后，今天该在聪明睡眠法计划中加入一项全新的宝贵活动了。使用你掌握的方法或者借助补充材料中的资源，增加 5~10 分钟的冥想（大脑训练）。你可以使用许多不错的 APP，用来引导冥想，帮助你将精力、注意力和健康水平提升到下个阶段。冥想过后，锻炼 5~10 分钟。今天还要进行 10 分钟的太阳直射。为一天做好准备，吃早餐，然后出门。

今天的特殊任务：本周为自己订一次按摩服务。我们在第十九章已经深入探讨过按摩的好处。如果你现在还没打算为按摩埋单，约上朋友或爱人相互按摩。按摩会充满趣味，放松身心，容易掌握，还有益健康。这是你应得的！

晚上：为你的睡眠之约做好准备。在你理想的入睡时间前 90 分钟关掉屏幕，选择另一项夜间活动。

上床前，涂抹一些外用镁。确保适当调低室内温度，帮助你进入深度睡眠。

第 5 天日志

上床睡觉前花 10~15 分钟填写。

你今天最感恩的三件事是什么？

1.____

2.____

3.____

用 1~10 的打分范围，给你一天的“总体成就”打分。|__________|

你觉得，对睡眠大改造的任务完成情况如何？

今天任务最出色的部分是什么？

最困难的部分是什么（如果有的话）？

你觉得可以做哪些改善?

明天有什么让你兴奋的事情?

第 6 天

| 睡眠大改造第 6 天问卷 |

早起后，用 10~15 分钟填写。用 1~10 的打分范围，回答以下问题。

你给现在的睡眠打几分？ |＿＿＿＿＿＿|

（1 = 我的睡眠极差　10 = 我的睡眠极佳）

你早起后，感觉身体怎么样？ |＿＿＿＿＿＿|

（1 = 非常痛苦　10 = 没有丝毫痛苦）

你早起后，感觉精力怎么样？ |＿＿＿＿＿＿|

（1 = 疲惫不堪　10 = 神清气爽，准备接受世界的挑战！）

你早起后，感觉精神怎么样？ |＿＿＿＿＿＿|

（1 = 迷糊焦虑　10 = 乐观幸福）

你一整天的精力怎么样？ |＿＿＿＿＿＿|

（1 = 我整天跟没睡醒一样　10 = 我整天都精力旺盛）

睡眠大改造第 6 天目标

早晨：你完成早起后的例行活动后，进行 10 分钟的冥想（大脑训练）。冥想过后，锻炼 5~15 分钟。今天要进行 10 分钟的太阳直射。为一天做好准备，吃早餐，然后出门。

今天的特殊任务：注意优化睡觉和起床的时间。我们从第六章了解到，晚上 10:00 到凌晨 2:00 间保持睡眠状态，可以获得激素生成、酶修复等最宝贵的效果。值得重申的是，时节和其他因素不同，这个标准也不同。不过，要尽量多争取“黄金时间”。根据第十八章的介绍，你可能已经使用了渐进法，每次把入睡时间和起床时间提前 15 分钟。如果你没有这么做，现在时间到了。如果你还没实现理想的入睡时间，每隔一天把入睡时间提前 15 分钟，直到你实现自己的目标。比如说，你理想的入睡时间是晚上 10:30，但一直是晚上 11:30 入睡，那今晚就保证 11:15 上床睡觉。继续这样慢慢地保持下去。相应地，如果你之前习惯了晚睡，也要把起床时间提前 15 分钟。但要确保你的睡眠时长，让你感觉比较舒服。

晚上：为你的睡眠之约做好准备。在你理想的入睡时间前 90 分钟关掉屏幕，选择另一项夜间活动。

上床前，涂抹一些外用镁。确保适当调低室内温度，帮助你进入深度睡眠。

第 6 天日志

上床睡觉前花 10~15 分钟填写。

你今天最感恩的三件事是什么？

1.____

2.____

3.____

用 1~10 的打分范围，给你一天的“总体成就”打分。|__________|

你觉得，对睡眠大改造的任务完成情况如何？

今天任务最出色的部分是什么？

最困难的部分是什么（如果有的话）？

____

____

你觉得可以做哪些改善？

____

____

明天有什么让你兴奋的事情？

____

____

第 7 天

睡眠大改造第 7 天问卷

早起后，用 10~15 分钟填写。用 1~10 的打分范围，回答以下问题。

你给现在的睡眠打几分？ |__________|

（1 = 我的睡眠极差　10 = 我的睡眠极佳）

你早起后，感觉身体怎么样？ |__________|

（1 = 非常痛苦　10 = 没有丝毫痛苦）

你早起后，感觉精力怎么样？ |__________|

（1 = 疲惫不堪　10 = 神清气爽，准备接受世界的挑战！）

你早起后，感觉精神怎么样？ |__________|

（1 = 迷糊焦虑　10 = 乐观幸福）

你一整天的精力怎么样？ |__________|

（1 = 我整天跟没睡醒一样　10 = 我整天都精力旺盛）

睡眠大改造第 7 天目标

早晨：你完成早起后的例行活动后，进行 10 分钟的冥想（大脑训练）。冥想过后，锻炼 5~15 分钟。今天要进行 10 分钟的太阳直射。为一天做好准备，吃早餐，然后出门。

今天的特殊任务：为了更好地利用这一天，你已经比平时早起一点，那么，从今天起，增加 5~10 分钟的晨练和 / 或冥想。

晚上：为你的睡眠之约做好准备。在你理想的入睡时间前 90 分钟关掉屏幕，选择另一项夜间活动。

上床前，涂抹一些外用镁。确保适当调低室内温度，帮助你进入深度睡眠。

第 7 天日志

上床睡觉前花 10~15 分钟填写。

你今天最感恩的三件事是什么？

1.____

____

2.____

____

3.____

____

用 1~10 的打分范围，给你一天的“总体成就”打分。|__________|

你觉得，对睡眠大改造的任务完成情况如何？

____

____

今天任务最出色的部分是什么？

____

____

最困难的部分是什么（如果有的话）？

____

____

你觉得可以做哪些改善？

____

____

明天有什么让你兴奋的事情？

____

____

第 8 天

睡眠大改造第 8 天问卷

早起后，用 10~15 分钟填写。用 1~10 的打分范围，回答以下问题。

你给现在的睡眠打几分？ |____________|

（1 = 我的睡眠极差　10 = 我的睡眠极佳）

你早起后，感觉身体怎么样？ |____________|

（1 = 非常痛苦　10 = 没有丝毫痛苦）

你早起后，感觉精力怎么样？ |____________|

（1 = 疲惫不堪　10 = 神清气爽，准备接受世界的挑战！）

你早起后，感觉精神怎么样？ |____________|

（1 = 迷糊焦虑　10 = 乐观幸福）

你一整天的精力怎么样？ |____________|

（1 = 我整天跟没睡醒一样　10 = 我整天都精力旺盛）

睡眠大改造第 8 天目标

早晨：你完成早起后的例行活动后，进行 10 分钟的冥想（大脑训练）。冥想过后，锻炼 5~15 分钟。今天要进行 10 分钟的太阳直射。为一天做好准备，吃早餐，然后出门。

今天的特殊任务：改造行动已经进行了一半，我们的重点该转移到食物上了。在第七章和第十三章中，我们已经了解到，饮食对睡眠和健康有着巨大的影响。从今天开始，不仅仅是早餐，每顿饭都要摄入真正有营养的食物。保证今天至少有 5 份食物中，包含我们在第七章提到的助眠营养成分，以后每一天都要坚持。如果你需要更多支持，请从补充指导中，寻找饮食计划模板等材料。你不仅会提升睡眠质量，还会优化激素，减少体内脂肪，大大提高精力水平。

晚上：为你的睡眠之约做好准备。在你理想的入睡时间前 90 分钟关掉屏幕，选择另一项夜间活动。

上床前，涂抹一些外用镁。确保适当调低室内温度，帮助你进入深度睡眠。

第 8 天日志

上床睡觉前花 10~15 分钟填写。

你今天最感恩的三件事是什么?

1.____________________

2.____________________

3.____________________

用 1~10 的打分范围，给你一天的“总体成就”打分。|__________|

你觉得，对睡眠大改造的任务完成情况如何?

今天任务最出色的部分是什么?

最困难的部分是什么（如果有的话）?

你觉得可以做哪些改善?

明天有什么让你兴奋的事情?

第 9 天

| 睡眠大改造第 9 天问卷 |

早起后，用 10~15 分钟填写。用 1~10 的打分范围，回答以下问题。

你给现在的睡眠打几分？ |__________|

（1 = 我的睡眠极差　10 = 我的睡眠极佳）

你早起后，感觉身体怎么样？ |__________|

（1 = 非常痛苦　10 = 没有丝毫痛苦）

你早起后，感觉精力怎么样？ |__________|

（1 = 疲惫不堪　10 = 神清气爽，准备接受世界的挑战！）

你早起后，感觉精神怎么样？ |__________|

（1 = 迷糊焦虑　10 = 乐观幸福）

你一整天的精力怎么样？ |__________|

（1 = 我整天跟没睡醒一样　10 = 我整天都精力旺盛）

睡眠大改造第 9 天目标

早晨：你完成早起后的例行活动后，进行 10 分钟的冥想（大脑训练）。冥想过后，锻炼 5~15 分钟。今天要进行 10 分钟的太阳直射。为一天做好准备，吃早餐，然后出门。

今天的特殊任务：该给你的睡眠庇护所增加最后几件东西了。晚上在卧室里，多给自己一个灯光选择。可以是淡蓝色灯泡、盐晶灯、调光灯，甚至可以简单地换成不受时间影响的蜡烛。为了改善卧室外的环境，让太阳一落山就优化褪黑激素的产生，准备换上防蓝光眼镜。确保你的设备上下载了防蓝光 APP，供晚上使用（尤其是你遇到特殊情况，晚会儿必须用电子设备）。你可以在补充材料指导中，找到以上提到的所有入口及更多信息。

晚上：为你的睡眠之约做好准备。在你理想的入睡时间前 90 分钟关掉屏幕，选择另一项夜间活动。如果可能的话，使用防蓝光眼镜、淡蓝色灯泡，或者直接调暗灯光。

上床前，涂抹一些外用镁。确保适当调低室内温度，帮助你进入深度睡眠。

第 9 天日志

上床睡觉前花 10~15 分钟填写。

你今天最感恩的三件事是什么?

1.

2.

3.

用 1~10 的打分范围，给你一天的“总体成就”打分。

你觉得，对睡眠大改造的任务完成情况如何?

今天任务最出色的部分是什么?

最困难的部分是什么（如果有的话）?

你觉得可以做哪些改善？

____

____

明天有什么让你兴奋的事情？

____

____

第 10 天

睡眠大改造第 10 天问卷

早起后，用 10~15 分钟填写。用 1~10 的打分范围，回答以下问题。

你给现在的睡眠打几分？ |____________|

（1 = 我的睡眠极差　10 = 我的睡眠极佳）

你早起后，感觉身体怎么样？ |____________|

（1 = 非常痛苦　10 = 没有丝毫痛苦）

你早起后，感觉精力怎么样？ |____________|

（1 = 疲惫不堪　10 = 神清气爽，准备接受世界的挑战！）

你早起后，感觉精神怎么样？ |____________|

（1 = 迷糊焦虑　10 = 乐观幸福）

你一整天的精力怎么样？ |____________|

（1 = 我整天跟没睡醒一样　10 = 我整天都精力旺盛）

睡眠大改造第 10 天目标

早晨：你完成早起后的例行活动后，进行 10 分钟的冥想（大脑训练）。冥想过后，锻炼 5~15 分钟。今天要进行 10 分钟的太阳直射。为一天做好准备，吃早餐，然后出门。

今天的特殊任务："着地"就等于变革。别误会，我不是说你小时候遇到麻烦时（我甚至不想知道，你是怎么"着地"的）——我想说的是，像第二十一章讨论的那样，让自己体验白天模式，接触地面的自由电子。从今天开始，每天至少增加 10 分钟的时间，用来接触地面。你可以一边接触地面，一边进行书中提到的许多活动。光脚踩地时，你可以进行锻炼、冥想（在地上做气功和太极都是绝佳的选择）、阅读、用餐、晒日光浴和许多其他活动。你也可以准备接地床单和 / 或在办公桌下摆上接地办公室垫。我非常喜欢接触地面，接地设备也是我给亲朋好友介绍的最佳礼物之一。如果你本来每天都要接触地面，就没必要专门这么做了。而且，这样就更容易获得第二十一章提到的好处了。你也可以在补充材料中获取更多关于接触地面和接地产品的信息。

晚上：为你的睡眠之约做好准备。在你理想的入睡时间前 90 分钟关掉屏幕，选择另一项夜间活动。如果可能的话，使用防蓝光眼镜、淡蓝色灯泡，或者直接调暗灯光。

上床前，涂抹一些外用镁。确保适当调低室内温度，帮助你进入深度睡眠。

| 第 10 天日志 |

上床睡觉前花 10~15 分钟填写。

你今天最感恩的三件事是什么？

1.______________________________

____

2.______________________________

____

3.______________________________

____

用 1~10 的打分范围，给你一天的“总体成就”打分。|______|

你觉得，对睡眠大改造的任务完成情况如何？

____

____

今天任务最出色的部分是什么？

最困难的部分是什么（如果有的话）？

你觉得可以做哪些改善？

明天有什么让你兴奋的事情？

第 11 天

| 睡眠大改造第 11 天问卷 |

早起后，用 10~15 分钟填写。用 1~10 的打分范围，回答以下问题。

你给现在的睡眠打几分？ |____________|

（1 = 我的睡眠极差　10 = 我的睡眠极佳）

你早起后，感觉身体怎么样？ |____________|

（1 = 非常痛苦　10 = 没有丝毫痛苦）

你早起后，感觉精力怎么样？ |____________|

（1 = 疲惫不堪　10 = 神清气爽，准备接受世界的挑战！）

你早起后，感觉精神怎么样？ |____________|

（1 = 迷糊焦虑　10 = 乐观幸福）

你一整天的精力怎么样？ |____________|

（1 = 我整天跟没睡醒一样　10 = 我整天都精力旺盛）

睡眠大改造第 11 天目标

早晨：你完成早起后的例行活动后，进行 10 分钟的冥想（大脑训练）。冥想过后，锻炼 5~15 分钟。今天要进行 10 分钟的太阳直射。为一天做好准备，吃早餐，然后出门。

今天的特殊任务：在第二十章里，我们深入探讨过，穿衣多少会影响我们的健康。今天，至少保证在你睡觉时，脱掉紧身的衣服。这是个非常简单的解决方法，从今往后都要坚持这样做。

晚上：为你的睡眠之约做好准备。在你理想的入睡时间前 90 分钟关掉屏幕，选择另一项夜间活动。如果可能的话，使用防蓝光眼镜、淡蓝色灯泡，或者直接调暗灯光。

上床前，涂抹一些外用镁。确保适当调低室内温度，帮助你进入深度睡眠。

第 11 天日志

上床睡觉前花 10~15 分钟填写。

你今天最感恩的三件事是什么？

1.____

____

2.____

____

3.____

____

用 1~10 的打分范围，给你一天的“总体成就”打分。|______________|

你觉得，对睡眠大改造的任务完成情况如何？

____

____

今天任务最出色的部分是什么？

____

____

最困难的部分是什么（如果有的话）？

____

____

你觉得可以做哪些改善？

____

____

明天有什么让你兴奋的事情？

______

______

第 12 天

| 睡眠大改造第 12 天问卷 |

早起后，用 10~15 分钟填写。用 1~10 的打分范围，回答以下问题。

你给现在的睡眠打几分？ |____________|

（1 = 我的睡眠极差　10 = 我的睡眠极佳）

你早起后，感觉身体怎么样？ |____________|

（1 = 非常痛苦　10 = 没有丝毫痛苦）

你早起后，感觉精力怎么样？ |____________|

（1 = 疲惫不堪　10 = 神清气爽，准备接受世界的挑战！）

你早起后，感觉精神怎么样？ |____________|

（1 = 迷糊焦虑　10 = 乐观幸福）

你一整天的精力怎么样？ |____________|

（1 = 我整天跟没睡醒一样　10 = 我整天都精力旺盛）

| 睡眠大改造第 12 天目标 |

早晨：你完成早起后的例行活动后，进行 10 分钟的冥想（大脑训练）。冥想过后，锻炼 5~15 分钟。今天要进行 10 分钟的太阳直射。为一天做好准备，吃早餐，然后出门。

今天的特殊任务：今晚上床前，加点晚间例行活动，比如自我按摩或身体锻炼，有助于关闭交感神经系统（“战或逃”），打开副交感神经系统（休息与消化）。在第十九章中，我们介绍了一些优秀的策略，你这会儿可以用上。回顾一下第十九章，今晚开始行动。

晚上：为你的睡眠之约做好准备。在你理想的入睡时间前 90 分钟关掉屏幕，选择另一项夜间活动。如果可能的话，使用防蓝光眼镜、淡蓝色灯泡，或者直接调暗灯光。

在上床不久前，花 5 分钟做点锻炼，让爱人帮你做个按摩。上床前，涂抹一些外用镁。确保适当调低室内温度，帮助你进入深度睡眠。

| 第 12 天日志 |

上床睡觉前花 10~15 分钟填写。

你今天最感恩的三件事是什么？

1.____

____

2.____

____

3.____

____

用 1~10 的打分范围，给你一天的“总体成就”打分。|____________|

你觉得，对睡眠大改造的任务完成情况如何？

____

____

今天任务最出色的部分是什么？

____

____

最困难的部分是什么（如果有的话）？

____

____

你觉得可以做哪些改善？

____

____

明天有什么让你兴奋的事情？

____

____

第 13 天

睡眠大改造第 13 天问卷

早起后，用 10~15 分钟填写。用 1~10 的打分范围，回答以下问题。

你给现在的睡眠打几分？ |____________|

（1 = 我的睡眠极差　10 = 我的睡眠极佳）

你早起后，感觉身体怎么样？ |____________|

（1 = 非常痛苦　10 = 没有丝毫痛苦）

你早起后，感觉精力怎么样？ |____________|

（1 = 疲惫不堪　10 = 神清气爽，准备接受世界的挑战！）

你早起后，感觉精神怎么样？ |____________|

（1 = 迷糊焦虑　10 = 乐观幸福）

你一整天的精力怎么样？ |____________|

（1 = 我整天跟没睡醒一样　10 = 我整天都精力旺盛）

| 睡眠大改造第 13 天目标 |

早晨：你完成早起后的例行活动后，进行 10 分钟的冥想（大脑训练）。冥想过后，锻炼 5~15 分钟。今天要进行 10 分钟的太阳直射。为一天做好准备，吃早餐，然后出门。

今天的特殊任务：如果到目前为止，你有效利用了 14 天睡眠大改造的策略，但感觉还需要加点东西，帮助优化你的睡眠质量，那么，今天可以适当加点营养补剂。利用第十七章里谈到的营养补剂，查看补充材料，获取最佳的食品来源。

晚上：为你的睡眠之约做好准备。在你理想的入睡时间前 90 分钟关掉屏幕，选择另一项夜间活动。如果可能的话，使用防蓝光眼镜、淡蓝色灯泡，或者直接调暗灯光。

在上床不久前，花 5 分钟做点锻炼，让爱人帮你做个按摩。上床前，涂抹一些外用镁。确保适当调低室内温度，帮助你进入深度睡眠。

| 第 13 天日志 |

上床睡觉前花 10~15 分钟填写。

你今天最感恩的三件事是什么？

1.____

____

2.____

____

3.____

____

用 1~10 的打分范围，给你一天的“总体成就”打分。|____________|

你觉得，对睡眠大改造的任务完成情况如何？

____

____

今天任务最出色的部分是什么？

____

____

最困难的部分是什么（如果有的话）？

____

____

你觉得可以做哪些改善？

____

____

明天有什么让你兴奋的事情？

____

____

第 14 天

| 睡眠大改造第 14 天问卷 |

早起后，用 10~15 分钟填写。用 1~10 的打分范围，回答以下问题。

你给现在的睡眠打几分？ |__________|

（1 = 我的睡眠极差 10 = 我的睡眠极佳）

你早起后，感觉身体怎么样？ |__________|

（1 = 非常痛苦 10 = 没有丝毫痛苦）

你早起后，感觉精力怎么样？ |__________|

（1 = 疲惫不堪 10 = 神清气爽，准备接受世界的挑战！）

你早起后，感觉精神怎么样？ |__________|

（1 = 迷糊焦虑 10 = 乐观幸福）

你一整天的精力怎么样？ |__________|

（1 = 我整天跟没睡醒一样 10 = 我整天都精力旺盛）

睡眠大改造第 14 天目标

早晨： 你完成早起后的例行活动后，进行 10 分钟的冥想（大脑训练）。冥想过后，锻炼 5~15 分钟。今天要进行 10 分钟的太阳直射。为一天做好准备，吃早餐，然后出门。

今天的特殊任务：优化！继续保持已经取得的成绩。继续保持，继续前进，继续优先考虑你的健康！

晚上： 为你的睡眠之约做好准备。在你理想的入睡时间前 90 分钟关掉屏幕，选择另一项夜间活动。如果可能的话，使用防蓝光眼镜、淡蓝色灯泡，或者直接调暗灯光。

在上床不久前，花 5 分钟做点锻炼，让爱人帮你做个按摩。上床前，涂抹一些外用镁。确保适当调低室内温度，帮助你进入深度睡眠。

第 14 天日志

上床睡觉前花 10~15 分钟填写。

你今天最感恩的三件事是什么？

1.______________________________

____

2.____

____

3.____

____

用 1~10 的打分范围，给你一天的“总体成就”打分。|______________|

你觉得，对睡眠大改造的任务完成情况如何？

____

____

今天任务最出色的部分是什么？

____

____

最困难的部分是什么（如果有的话）？

____

____

你觉得可以做哪些改善？

____

____

明天有什么让你兴奋的事情？

____

____

祝贺你！

完成“14 天睡眠大改造”后，你已经有效提升了激素功能，改善了基因表达，为将来打下了坚实基础。你最后到底将获得什么收获，看的不是你偶尔做什么，而要看你坚持做什么。

塞缪尔·约翰逊有句至理名言：“习惯的枷锁一开始时总是小得觉察不到，等到觉察到时却已牢不可破。”回想起来，这些习惯的改变，许多都微不足道。但事实上，你却在让这些习惯变成你生活的一部分。只要坚持聪明睡眠法，继续遵循这些策略，你就创造了许多有利条件，必然会带来理想的成果。

该说晚安了

睡眠是一种秘密武器。

人体的巧妙之处，就在于可以利用睡眠改善几乎每一项功能。你不用找插座充电，只要爱惜身体，获得足够的睡眠，就能收获全新的自我。

成功之路不是绕过睡眠。你要依靠睡眠，才能找到最好的战绩。任何药丸、药水或技巧都改变不了这一点。

想要在某个领域取得成果，就要深入研究它。我深深地感到荣幸和高兴，你能拿起这本书这样研究，为你将来的许多年带来健康和快乐。

在当今的世界里，让我们重新认识最宝贵事物的，恰恰是最简单的理念。我希望，这本书让你重新拥抱自然，拥抱快乐，拥抱对你最重要的东西。

致谢
Acknowledgements

在我看来，我们都是在一次次人生经历和相互交流中成长起来的。我知道，有一群了不起的人这样或那样地影响了我的人生。如果没有你们，我不会是现在的我，也不会获得现在的一切。因此，我会永远感激你们。

首先，要感谢我的妻子安妮。如果没有你，我只是一副躯壳。你教会我那么多，你让我找到更好的自己。当我心血来潮，要积极地改变世界时，你是最信任我的人。感谢你那么深深地爱着我。我将穷尽后半生，让你的生命丰富多彩。那是你应得的！

还要感谢我的孩子布莱登、乔登和贾丝妮。你们是我不竭的动力。我追求卓越是因你们而起，也因你们而终。布莱登，这本书出版时，你还是个小家伙。可是，我想告诉你，在你出现在我生命中以前，我从没这么多微笑、这么多笑声、这么多快乐。我对你的爱无法用语言表达。乔登，哇哦，你对生活的态度、你对别人的关心、你追求完美的动力，都是那么出色。你给我带来了太多鼓舞，儿子！我真心希望你能知道这一点。贾丝妮，无论多少年以后，你永远都是我的小丫头。你的出现像是敦促我进步的催化剂。因为你的存在，我要学会成为一个更合格的父亲、一个更称职的导师、一个更优秀的人。你真让我骄傲。我恨不得马上看到你实现梦想的那一天。

我们都需要鼓励，都需要被认可。我要特别感谢我的中学英语老师凯西·布莱克默，感谢您对我写作的支持和鼓励。当年您将我的一篇作文刊登在校报上，您不知道那对我的意义有多大。我感觉到自己的价值，认识到自己笔下文字的力量。在那一刻，我需要那样的鼓励。我会永远感激您。

在我的性格形成期，与我最亲近的就是我的弟弟和妹妹。达雷尔，谢谢你用另一双眼睛，见证我们的成长历程；谢谢你用另一颗心，与我感受全程。没有人比你更清楚我们的故事。你现在长成一个真正的男子汉，我真为你骄傲。你的快乐有感染力，并且永远都有感染力。所以，保持微笑，兄弟！米歇尔，有意思的是，我即将长大成人时，你还那么小。我多希望，我们都住在一起时，我能多点时间陪你。我觉得，你的美是由内到外的。继续保持下去，小妹。最美好的未来还在前面！

特别要感谢我的父母。感谢你们两个人尽最大努力地把我照顾好。我知道，你们为我牺牲了很多。如果没有你们俩，我不会拥有现在的勇气、动力和坚强。接下来的这些年，请尽情享受生活。轮到你们享福了！

毫无疑问，我能更深入地了解健康和保健，对我影响最大的领路人是我的岳母瓦姆布伊。您是我见过最慷慨、最鼓舞人心、最启迪灵感的人。如果没有您的影响，我将不知身在何处。请记住一点，我积极影响到的每一个人，都直接源于您对我的指导。感谢您对我的信任。

同样重要的是拥有一个参照榜样，让你认清什么是可能的。卡罗琳阿姨，你勇敢地走进大学校园学习写作，让我真正突破了限制，意识到自己可以做什么。亲人的榜样力量对孩子意味着一切，对成年人也一样！你在我生命中的鼓舞作用，远比你想象中要强大。

能有动力创作出这本书，真的离不开两大影响因素：我的临床实践和多少个日日夜夜制作的节目。我想感谢多年来我的每一位客户，感谢你们选择信任我，鼓起勇气，行动起来，改善自己的健康。我想感谢《模范健康秀》的所有听众！我们一起创作了这本书。感谢你们，让我成为你们生活的一部分。感谢你们，给我足够的空间，让我尽可能成为最称职的导师和激励者。请记住一点，还有更多更伟大的事在等着我们！

这档节目的成功，离不开我完美的搭档主持、节目制作人杰德·哈勒尔。你是上天对我生命的恩赐。对于每个有幸认识你的人来说，你都是上天对他们的恩赐。一想到我们的覆盖面和影响力，我都感到非常惊喜。我从心底里感谢你，感谢分享你的智慧，把这一切变成现实。

还有《模范健康秀》团队的其他成员——比尔·“休”·史密斯、菲尔·克劳福德、布雷特·奥利弗、亨克·乔达安、阿尔法·兰德拉尔——感谢你们所有人的付出。你们帮许多人改善了生活。让我们一起更上一层楼！

我要感谢所有优秀的节目嘉宾，你们为《模范健康秀》增添光彩，使它获得今天的成绩。超级明星的名单会越来越长，但请记住一点，你们是最光彩夺目的一群人！凯瑟琳·加尔索、乔纳森·贝劳尔、肖恩·克罗克斯顿、珍妮佛·哈内斯医生、史黛西·托斯、特里斯坦·特拉斯科特、西德尼·罗斯·辛格、泰·博林杰、丹尼尔·维塔利斯、派德姆·苏查埃、彼得·拉格纳、艾贝尔·詹姆斯、吉姆·奎克、约翰·李·杜马斯、莎拉·弗拉戈索、谢丽娜·詹宁斯、埃米尔·罗斯可、乔丹·哈宾格、帕特·弗林、莎拉·戈特弗里德医生、维尼·托尔托里奇、凯利·斯塔雷特医生、马德琳·穆恩、特拉维斯·布鲁尔、埃文·布兰德、吉米·摩尔、“埃亚王子”、瑞伊·莫尔曼、威廉·戴维斯医生、杰西·乔伊娜–柯西、里奇·罗尔、哈尔·埃尔罗德、格雷琴·鲁宾、查莱娜·约翰逊、亚历克斯·贾米森、贾瑞克·罗宾斯、伊安·克拉克、德鲁·曼宁、鲍勃·普罗克特、史蒂夫·库克、杰夫·布莱克、杰夫·斯宾塞医生、埃里克·E.T. 托马斯、乔治·布莱恩特、凯蒂·鲍曼、刘易斯·豪斯、史蒂夫·戈德罗、迈克·多尔斯、吉莉安·泰塔、本·格林菲尔德、贡纳尔·洛夫莱斯、达伦和丹妮尔·那托尼夫妇，谢谢你们！

没有罗代尔出版社的天才团队，也就没有本书的出版。感谢你们对本书不同阶段的编辑工作。玛丽莎、盖尔、叶连娜、伊兹、雷切尔、埃米莉、辛迪、梅利莎、凯伦及其他成员，非常感谢你们所有人为此付出的时间和智慧。你们的力量、热情、技巧和正能量都让我深深震撼。第一眼看到你们，我就像跟家人相处一样。能跟你们一起共事，是我莫大的荣幸。

还有我的代理斯考特·霍夫曼和史蒂夫·特罗哈，我还能说什么？你们两位是整个行业的佼佼者。感谢你们认可我的梦想，帮我梦想成真。今生能遇到你们俩，我会永远心存感激。

还有几位特殊的朋友，我要专门说声感谢。谢谢你们相信我，鼓励我，参与我的故事。拉里·哈格纳、吉姆·奎克、奥布里·马库斯、乔治·布莱恩特、德鲁·曼宁、琼·塔特、阿希拉·巴拉拉姆、肯和苏珊·鲍克夫妇、拉里和奥克萨娜·奥斯特罗夫斯基夫妇、洛丽·多德和约翰·李·杜马斯，谢谢你们！我还要特别感谢奥尼特学院（Onnit）团队和 Thrive Market 团队（在线有机食品供应商），感谢你们做出的突出贡献！

还有许多人把正能量带进了我的生活。他们对我的影响，以及我的感谢都可以再写一本书。所以，我最后想说的是，哪怕我们只有短暂的交流，也要感谢你们。感谢各位参与我的故事，也感谢各位允许我参与你们的生活。

SLEEP SMARTER

参考文献

References

✦ 介绍 ✦

Atlanta Snoring Institute. "Atlanta Snoring Institute Honors National Sleep Awareness Week by Providing Breakthrough Treatments and Cures." www.prweb.com/releases/pillar-procedure/atlanta/prweb11643960.htm

Division of Sleep Medicine at Harvard Medical School. "Mood and Sleep." http://healthysleep.med.harvard.edu/need-sleep/whats-in-it-for-you/mood

Jean-Philippe Chaput,PhD,and Angelo Tremblay,PhD. "Adequate sleep to improve the treatment of obesity." Canadian Medical Association Journal. www.cmaj.ca/content/early/2012/09/17/cmaj.120876

National Heart,Lung,and Blood Institute. "What Are Sleep Deprivation and Deficiency?" www.nhlbi.nih.gov/health/health-topics/topics/sdd/printall-index.html

| 延伸阅读 |

www.health.harvard.edu/healthbeat/how-sleep-loss-threatens-your-health

https://sleepfoundation.org/media-center/press-release/annual-sleep-america-poll-exploring-connections-communications-technology-use-

www.sciencedaily.com/releases/2015/06/150615094255.htm

✦ 第一章 ✦

Heffernan,Margaret. “Too Little Sleep:The New Performance Killer.” CBSnews.com.www.cbsnews.com/news/too-little-sleep-the-new-performance-killer/

Pomplun,Marc,Edward J.Silva,Joseph M.Ronda,Sean W.Cain,Mirjam Y.Münch,Charles A.Czeisler,and Jeanne F.Duffy. “The effects of circadian phase,time awake,and imposed sleep restriction on performing complex visual tasks:Evidence from comparative visual search.” Journal of Vision.www.journalofvision.org/content/12/7/14.full

Taffinder,N.J.,I.C.McManus,Y.Gul,R.C.G.Russell,and A.Darzi. “Effect of sleep deprivation on surgeons’ dexterity on laparoscopy simulator.” The Lancet.www.thelancet.com/pdfs/journals/lancet/PIIS0140673698000348.pdf

Tracy,Abigail. “5 Tips to Get a Productive Night’s Sleep.” Inc.Magazine www.inc.com/abigail-tracy/five-tips-for-a-good-nights-sleep.html

| 延伸阅读 |

www.medicalnewstoday.com/articles/267611.php

http://articles.mercola.com/sites/articles/archive/2013/10/31/sleep-brain-

detoxification.aspx
www.aasmnet.org/articles.aspx?id=4780
http://mountmessenger.msmc.edu/features/sleep-and-college-students/

✦ 第二章 ✦

Brain Facts. “The Sleep-Wakefulness Cycle.” www.brainfacts.org/sensing-thinking-behaving/sleep/articles/2012/the-sleep-wakefulness-cycle/

DiSalvo,David. “To Get More Sleep,Get More Sunlight.” Forbes.www.forbes.com/sites/daviddisalvo/2013/06/18/to-get-more-sleep-get-more-sunlight/

Smart Tan. “Sun Exposure Leads to Better Sleep:Study” https://smarttan.com/news/index.php/sun-exposure-leads-to-better-sleep-study/

National Institute of Neurological Disorders and Stroke. “Brain Basics:Understanding Sleep.” www.ninds.nih.gov/disorders/brain_basics/understanding_sleep.htm

University of Maryland Medical Center. “Melatonin.” http://umm.edu/health/medical/altmed/supplement/melatonin

Wooten,M.D.,D.Virgil. “How to Fall Asleep.” http://health.howstuffworks.com/mental-health/sleep/basics/how-to-fall-asleep2.htm

| 延伸阅读 |

www.ncbi.nlm.nih.gov/pmc/articles/PMC297368/?page=4
www.womenshealthmag.com/life/boost-mood
www.menshealth.com/health/can-your-eyes-get-sunburned

www.globalspec.com/learnmore/optics_optical_components/optoelectronics/lux_meters_light_meters

www.ncbi.nlm.nih.gov/pmc/articles/PMC3779905/#B14

http://articles.mercola.com/sites/articles/archive/2012/03/26/maximizing-vitamin-d-exposure.aspx

www.ncbi.nlm.nih.gov/pmc/articles/PMC2077351/

www.psychologytoday.com/blog/prefrontal-nudity/201111/boosting-your-serotonin-activity

www.ncbi.nlm.nih.gov/pubmed/15677341

www.ncbi.nlm.nih.gov/pmc/articles/PMC3686562/

http://wellnessmama.com/24925/cortisol-myths/

www.ncbi.nlm.nih.gov/pubmed/22583560

http://blogs.webmd.com/sleep-disorders/2013/02/vitamin-d-deficiency-and-daytime-sleepiness.html

✦ 第三章 ✦

Sutherland,Stephani. “Bright Screens Could Delay Bedtime.” Scientific American.www.scientificamerican.com/article/bright-screens-could-delay-bedtime/

F.lux software.Research.http://justgetflux.com/research.html

| 延伸阅读 |

www.brighamandwomens.org/About_BWH/publicaffairs/news/PressReleases/PressRelease.aspx?sub=0&PageID=1962

http://blogs.scientificamerican.com/scicurious-brain/sleep-deprived-mind-your-dopamine/

http://news.stanford.edu/news/2001/march21/modafinil.html

www.psychologytoday.com/blog/brain-wise/201209/why-were-all-addicted-texts-twitter-and-google

第四章

Breus,Dr.Michael. "New Details on Caffeine's Sleep-Disrupting Effects." Huffington Post.www.huffingtonpost.com/dr-michael-j-breus/caffeine-sleep_b_4454546.html

Paddock,PhD,Catharine. "Caffeine can disrupt sleep hours later." Medical News Today.www.medicalnewstoday.com/articles/268851.php

Purdy,Kevin. "What Caffeine Actually Does to Your Brain." Life Hacker. http://lifehacker.com/5585217/what-caffeine-actually-does-to-your-brain

延伸阅读

www.forbes.com/sites/travisbradberry/2012/08/21/caffeine-the-silent-killer-of-emotional-intelligence/

www.investorguide.com/article/11836/what-are-the-most-commonly-traded-commodities-igu/

www.foodinsight.org/CaffeineCreatedEqual#sthash.KZVwxWxx.dpbs

http://addictions.about.com/od/Caffeine/a/What-To-Expect-From-Caffeine-Withdrawal.htm

www.caffeineinformer.com/top-10-caffeine-health-benefits

http://blogs.scientificamerican.com/scicurious-brain/sleep-deprived-mind-your-dopamine/

www.brown.edu/Student_Services/Health_Services/Health_Education/nutrition_&_eating_concerns/Caffeine.php

✦ 第五章 ✦

Gradisar,M.,L.Lack,H.Wright,J.Harris,and A.Brooks. “Do chronic primary insomniacs have impaired heat loss when attempting sleep?” www.ncbi.nlm.nih.gov/pubmed/16306160?ordinalpos=1&itool=EntrezSystem2.PEntrez.Pubmed.Pubmed_ResultsPanel.Pubmed_DefaultReportPanel.Pubmed_RVDocSum

Mercola,MD,Joseph. “Do Cold Temperatures Improve Sleep?” http://articles.mercola.com/sites/articles/archive/2009/12/19/Do-Cold-Temperatures-Improve-Sleep.aspx

O’Connor,Anahad. “The Claim:Cold Temperatures Improve Sleep.” The New York Times.www.nytimes.com/2009/08/04/health/04real.html?_r=0

| 延伸阅读 |

http://time.com/3602415/sleep-problems-room-temperature/

http://healthland.time.com/2011/06/17/tip-for-insomniacs-cool-your-head-to-fall-asleep/

www.huffingtonpost.com/dr-christopher-winter/best-temperature-for-sleep_b_3705049.html

www.scientificamerican.com/article/putting-insomnia-on-ice/

www.chronobiology.ch/wp-content/uploads/publications/2006_07.pdf

www.silversurfers.com/health/foxys-fitness/oh-to-sleep/

✦ 第六章 ✦

Chaudhary,MD,Kulreet. “Sleep and Longevity.” www.doctoroz.com/blog/kulreet-chaudhary-md/sleep-and-longevity

Goel,Manisha. “What Is the Best Time to Go to Bed.” Life Hacker India .http://www.lifehacker.co.in/jugaad/What-Is-The-Best-Time-To-Go-To-Bed/articleshow/26421720.cms

| 延伸阅读 |

https://en.wikipedia.org/wiki/Neuroscience_of_sleep

www.fasebj.org/content/13/8/857.full

www.huffingtonpost.com/2014/08/14/shift-work-health-risks_n_5672965.html

www.huffingtonpost.com/2014/03/13/sleep-myths_n_4913209.html

www.theguardian.com/science/2015/jan/18/modern-world-bad-for-brain-daniel-j-levitin-organized-mind-information-overload

www.breastcancerfund.org/clear-science/radiation-chemicals-and-breast-cancer/light-at-night-and-melatonin.html

https://en.wikipedia.org/wiki/List_of_IARC_Group_2A_carcinogens

www.dnaindia.com/lifestyle/report-doctors-have-shorter-lifespan-than-patients-1341722

www.huffingtonpost.com/2012/07/21/police-sleep-shift-work-_n_1686727.html

www.ncbi.nlm.nih.gov/pubmed/12783938

www.ncbi.nlm.nih.gov/pubmed/16357603

✦第七章✦

Clark,Ian. “The Perfect Mineral.” http://store.activationproducts.com/magnesiuminfusion.html?AFFID=105206

Guise,Stephen. “50 Studies Suggest That Magnesium Deficiency

Is Killing Us." Dumb Little Man:Tips for Life.www.dumblittleman.com/2013/08/50-studies-suggest-that-magnesium.html

Hyman,MD,Mark. "Magnesium:Meet the Most Powerful Relaxation Mineral Available." http://drhyman.com/blog/2010/05/20/magnesium-the-most-powerful-relaxation-mineral-available/

Nutrition Breakthroughs. "Insomnia:Studies Confirm Calcium and Magnesium Effective." Medical News Today.www.medicalnewstoday.com/releases/163169.php

Stevenson,Shawn. "Benefits of Magnesium" The Shawn Stevenson Model.http://theshawnstevensonmodel.com/benefits-of-magnesium/

| 延伸阅读 |

www.scientificamerican.com/article/gut-second-brain/

www.medicalnewstoday.com/articles/292693.php

http://news.sciencemag.org/biology/2014/10/are-your-bacteria-jet-lagged

http://articles.mercola.com/sites/articles/archive/2013/06/20/gut-brain-connection.aspx

www.ncbi.nlm.nih.gov/pubmed/22025877

www.ncbi.nlm.nih.gov/pubmed/18812627

www.ncbi.nlm.nih.gov/pubmed/22583560

http://blogs.webmd.com/sleep-disorders/2013/02/vitamin-d-deficiency-and-daytime-sleepiness.html

http://drgominak.com/vitamin-d-hormone.html

www.huffingtonpost.com/2013/08/01/nutrients-sleep_n_3671135.html-

http://womanitely.com/essential-nutrients-better-nights-sleep/5/

www.healthaliciousness.com/articles/foods-high-in-selenium.php

www.immunehealthscience.com/foods-with-melatonin.html

www.doctoroz.com/blog/susan-evans-md/parasites

www.mindbodygreen.com/0-11321/10-signs-you-may-have-a-parasite.html

✦第八章✦

Hirshkowitz,PhD,Max,and Patricia B.Smith.Sleep Disorders for Dummies. http://books.google.com/books?id=r0PXwAzgrysC&pg=PT335&lpg=PT335&dq=running+water+effects+on+sleep&source=bl&ots=Az-SvlpiDB&sig=wkxBE5LK5CnKaQRdANF3hcRuEe0&hl=en&sa=X&ei=oXP6Uue3MsW8qgGXg4CQBw&ved=0CGMQ6AEwBw#v=onepage&q=running%20water%20effects%20on%20sleep&f=false

Huffington Post. “10 Best Houseplants to De-Stress Your Home and Purify the Air.” www.huffingtonpost.com/2013/03/29/best-houseplants-destress_n_2964013.html

Merton,Amber. “Plant Therapy:How Plants Can Help You Sleep Better.” Plush Beds Blog.www.plushbeds.com/blog/sleep-science/plant-therapy-how-plants-can-help-you-sleep-better/

Wheeling Jesuit University. “WJU Professor and Students Find Jasmine Odor Leads to More Restful Sleep,Decreased Anxiety,and Greater Mental Performance.” www.wju.edu/about/adm_news_story.asp?iNewsID=539

|延伸阅读|

www.balancedbodyworkmassagetherapy.com/the-balanced-bodyworker-blog/lavender-essential-oil-for-sleep

✦第九章✦

Bryn Mawr College. “Can Sex Cure Insomnia???” Serendip.http://serendip.brynmawr.edu/bb/neuro/neuro05/web2/contributor.html

Flash. “The 5 Health Benefits of Having an Orgasm.” www.self.com/

blogs/flash/2011/09/the-5-health-benefits-of-havin.html

Gloom. “Why Do Men Feel Sleepy After Sex?” Mental Health Daily.http://mentalhealthdaily.com/2013/04/24/why-do-men-feel-sleepy-after-sex-prolactin-oxytocin-vasopressin-et-al/

Jacques,Renee. “11 Reasons You Should Be Having More Orgasms.” Huffington Post.www.huffingtonpost.com/2013/11/05/orgasm-health-benefits_n_4143213.html

Keeners,MD,Brigitte,Tillmann H.C.Kruger,MD,Stuart Brody,PhD,Sandra Schmidlin,Eva Naegeli,and Marcel Egli,PhD. “The Quality of Sexual Experience in Women Correlates with Post-Orgasmic Prolactin Surges:Results from an Experimental Prototype Study.” The Journal of Sexual Medicine.www.ncbi.nlm.nih.gov/pubmed/23421490

Wenner,Melinda. “Why Do Guys Get Sleepy After Sex?” Live Science. www.livescience.com/32445-why-do-guys-get-sleepy-after-sex.html

| 延伸阅读 |

www.ncbi.nlm.nih.gov/pubmed/19570042

www.ncbi.nlm.nih.gov/pubmed/21890115

www.ncbi.nlm.nih.gov/pubmed/24435056

www.ncbi.nlm.nih.gov/pubmed/21699663

www.mensfitness.com/nutrition/sleep-or-die

https://sleepfoundation.org/sleep-news/possible-link-between-sleep-apnea-and-erectile-dysfunction

https://books.google.com/books?id=Kkts3AX9QVAC&pg=PA66&lpg=PA66&dq=orgasms+stress+study&source=bl&ots=3f4uuHOU4j&sig=nYZccPCNut_Kn6Mp86n-pqBAVOI&hl=en&sa=X&ei=Fb5zUvuFMorJsATg2oCABQ&ved=0CDoQ6AEwAQ#v=onepage&q=orgasms%20stress%20study&f=false

http://onlinelibrary.wiley.com/doi/10.1111/jsm.12858/pdf

www.psychologytoday.com/blog/dream-catcher/201108/oxytocin-sleep-

and-dreams

www.ncbi.nlm.nih.gov/pubmed/23421490

https://en.wikipedia.org/wiki/Norepinephrine

www.ncbi.nlm.nih.gov/pmc/articles/PMC2812689/#R5

http://mentalhealthdaily.com/2013/04/24/why-do-men-feel-sleepy-after-sex-prolactin-oxytocin-vasopressin-et-al/

✦第十章✦

Cass,MD,Hyla. "Let There Be Dark—and Melatonin." Life Enhancement. http://www.life-enhancement.com/magazine/article/1677-let-there-be-dark-and-melatonin

Dvorsky,George. "Why we need to sleep in total darkness." io9.http://io9.com/why-we-need-to-sleep-in-total-darkness-1497075228

Gooley,Joshua J.,et al. "Exposure to Room Light before Bedtime Suppresses Melatonin Onset and Shortens Melatonin Duration in Humans." Journal of Clinical Endocrinology and Metabolism.http://www.ncbi.nlm.nih.gov/pmc/articles/PMC3047226/?report=classic

Pikul,Corrie. "How to Turn Your Bedroom into a Sleep Cave." Huffington Post.www.huffingtonpost.com/2013/08/02/how-to-sleep-better-bedroom-tips_n_3673088.html

Stevenson,Shawn. "Help Me Sleep!21 Ways to Cure Your Sleep Problems(Part 2)." The Shawn Stevenson Model.http://theshawnstevensonmodel.com/21-cure-sleep-problem-pt2/

West,Kathleen E.,et al. "Blue light from light-emitting diodes elicits a dose-dependent suppression of melatonin in humans." Journal of Applied Physiology.http://jap.physiology.org/content/110/3/619.abstract

Zukerman,Wendy. "Skin 'sees' the light to protect against

sunshine." New Scientist.www.newscientist.com/article/dn21127-skin-sees-the-light-to-protect-against-sunshine.html#.UvpkoXddUWw

延伸阅读

www.dianid.com/userfiles/editor/image/Color-temperature-in-Kelvin(1).jpg

Book:Lights Out by T.S.Wiley with Bent Formby,Ph.D.—Chapter 5—Section: Sleeping,Dreaming,&Dying<<AU:WHAT IS THIS?>>

www.brighamandwomens.org/about_bwh/publicaffairs/news/pressreleases/PressRelease.aspx?sub=0&PageID=1962

www.huffingtonpost.com/2014/12/23/reading-before-bed_n_6372828.html

www.ncbi.nlm.nih.gov/pubmed/21552190

http://products.mercola.com/himalayan-salt/himalayan-salt-lamps.htm

www.health.harvard.edu/staying-healthy/blue-light-has-a-dark-side

✦ 第十一章 ✦

Appalachian State University. "Early morning exercise is best for reducing blood pressure and improving sleep." www.news.appstate.edu/2011/06/13/early-morning-exercise/

Davis,Jeanie Lerche. "Morning Exercise May Help You Sleep." WebMD. www.webmd.com/menopause/news/20031104/morning-exercise-may-help-you-sleep

Experience Life. "Exercise Early,Sleep Better." http://experiencelife.com/newsflashes/exercise-early-sleep-deep/

Stevenson,Shawn. "Fatal Fat Loss Mistake#3—Working Out At Night." The Shawn Stevenson Model.http://theshawnstevensonmodel.com/fat-loss-mistake-working-out-at-night/

Widrich,Leo. “What Happens to Our Brains When We Exercise and How It Makes Us Happier.” Buffer.http://blog.bufferapp.com/why-exercising-makes-us-happier?utm_content=bufferd1a95&utm_medium=social&utm_source=twitter.com&utm_campaign=buffer

Wooten,MD,Virgil D. “How to Fall Asleep.” How Stuff Works.http://health.howstuffworks.com/mental-health/sleep/basics/how-to-fall-asleep1.htm

| 延伸阅读 |

http://guides.library.unk.edu/content.php?pid=432580&sid=3538852

https://escholarship.org/uc/item/385578q5

www.ncbi.nlm.nih.gov/pubmed/23946713

www.journalsleep.org/ViewAbstract.aspx?pid=28194

www.huffingtonpost.com/dr-michael-j-breus/sleep-athletic-performance_b_901615.html

www.huffingtonpost.com/dr-michael-j-breus/sports-sleep_b_2160565.html

www.fatiguescience.com/blog/infographic-why-athletes-should-make-sleep-a-priority-in-their-daily-training

www.ncbi.nlm.nih.gov/pmc/articles/PMC2883039/?tool=pubmed

www.ncbi.nlm.nih.gov/pubmed/21550729

www.ncbi.nlm.nih.gov/pubmed/23946713

www.edinformatics.com/news/exercise_and_aging.htm

✦第十二章✦

Becker,Joshua. “18 Good Reasons to Get the TV Out of Your Bedroom.” Becoming Minimalist.www.becomingminimalist.com/18-darngood-reasons-to-get-the-tv-out-of-the-bedroom/

Gilbert,Jason. “Smartphone Addiction:Staggering Percentage of Humans Couldn’t Go One Day Without Their Phone.” Huffington Post. www.huffingtonpost.com/2012/08/16/smartphone-addiction-time-survey_n_1791790.html

Gittleman,Ann Louise. “Hormones,Cell Phones,and EMFs.” Are You Zapped.www.areyouzapped.com/articles/83

Lean,Geoffrey. “Mobile phone radiation wrecks your sleep.” The Independent.http://www.independent.co.uk/life-style/health-and-families/health-news/mobile-phone-radiation-wrecks-your-sleep-771262.html

Mercola,MD,Joseph. “NEW Urgent Warning to All Cell Phone Users.” http://articles.mercola.com/sites/articles/archive/2012/06/16/emf-safety-tips.aspx

“Cell Phones Raise Children’s Risk of Brain Cancer 500 Percent.” http://articles.mercola.com/sites/articles/archive/2008/10/11/cell-phones-raise-children-s-risk-of-brain-cancer-500-percent.aspx

Macrae,Fiona. “Computer in your child’s bedroom disturbs sleep and can lead to memory problems and poor marks in school.” Daily Mail.www.dailymail.co.uk/health/article-2378417/Computer-childs-bedroom-disturbs-sleep-lead-memory-problems-poor-marks-school.html

National Cancer Institute. “Magnetic Field Exposure and Cancer:Questions and Answers.” www.cancer.gov/cancertopics/factsheet/Risk/magnetic-fields

Parker-Pope,Tara. “A One-Eyed Invader in the Bedroom.” The New York Times.www.nytimes.com/2008/03/04/health/04well.html?_r=0

Talreja,Prerna. “Sleeping with Your Phone Is Bad for Your Health—Obviously.” Policy Mic.www.policymic.com/articles/31199/sleeping-with-your-phone-is-bad-for-your-health-obviously

Riggs,Roy. “The Little-Known Dangers of EMFs and How to Protect You and Your Family." Body Ecology.http://bodyecology.com/articles/little-known-dangers-of-emf.php#.UxSwdfRdUWx

| 延伸阅读 |

www.ncbi.nlm.nih.gov/pubmed/24772943

www.electricsense.com/988/where-is-the-place-you-absolutely-must-start-if-you-want-to-protect-yourself-from-electromagnetic-radiation/#sthash.lcnnq4sR.dpuf

www.ncbi.nlm.nih.gov/pubmed/23479077

www.ncbi.nlm.nih.gov/pubmed/17548154

www.scientificamerican.com/article/mind-control-by-cell/

www.electricsense.com/3544/wifi-radiation-how-to-protect-yourself/

www.ncbi.nlm.nih.gov/pubmed/22112647

www.medicineonline.com/news/12/3081/TV-in-the-bedroom-halves-your-sex-life-study.html

✦ 第十三章 ✦

Brandt,Michelle L. "Researchers ID best hours to sleep when time is limited:People who rest in the early morning do better than those who sleep late at night." Stanford Report.http://news.stanford.edu/news/2003/may28/sleep.html

Dean,MD,Carolyn. "Magnesium—The Weight Loss Cure." Natural News.www.naturalnews.com/036049_magnesium_weight_loss_cure.html

Gregoire,Carolyn. "Being Overweight,Obese Linked to Release of Stress Hormone Cortisol After Eating." Huffington Post.www.huffingtonpost.

com/2013/06/20/stress-weight-gain_n_3459755.html

Gunnars,Kris. “23 Studies on Low-Carb and Low-Fat Diets—Time to Retire the Fad.” Authority Nutrition.http://authoritynutrition.com/23-studies-on-low-carb-and-low-fat-diets/

National Sleep Foundation. “Obesity and Sleep.” www.sleepfoundation.org/sleep-topics/obesity-and-sleep/page/0%2C1/

MacGill,Markus. “Obesity link to lack of sleep suggested by brain scans.” Medical News Today.www.medicalnewstoday.com/articles/264539.php

Pessoney,Stacy A. “Basic Magnesium Deficiency Causes Obesity and Diabetes.” Wholesale Nutrition.http://nutri.com/blog/2014/02/basic-magnesium-deficiency-causes-obesity-and-diabetes/

Shafii,Mohammad,Duncan R.Macmillan,Mary P.Key,Nancy Kaufman,and Irwin D.Nahinsky. “CaseStudy:Melatonin in Severe Obesity.” Journal of the American Academy of Child and Adolescent Psychiatry.http://www.sciencedirect.com/science/article/pii/S0890856709664467

| 延伸阅读 |

www.huffingtonpost.com/2012/04/11/shift-work-sleep-type-2-diabetes-obesity_n_1418394.html

http://easyhealthoptions.com/best-foods-for-a-good-nights-sleep/

http://healthland.time.com/2012/11/06/cant-sleep-losing-belly-fat-might-help/

www.health.harvard.edu/blog/losing-weight-and-belly-fat-improves-sleep-201211145531

http://sleepdisorders.about.com/od/sleepandgeneralhealth/a/How-Does-Being-Overweight-Affect-Your-Sleep.htm

✦第十四章✦

Arnedt,J.T.,D.J.Rohsenow,A.B.Almeida,S.K.Hunt,M.Gokhale,D.J.Gottlieb,and J.Howland,. "Sleep following alcohol intoxication in healthy,young adults:effects of sex and family history of alcoholism." Alcoholism:Clinical and Experimental Research.www.ncbi.nlm.nih.gov/pubmed/21323679

Park,Alice. "Can' t Sleep?It May Be Affecting Your Memory." Time.http://healthland.time.com/2012/02/16/cant-sleep-it-may-be-affecting-your-memory/

Ross,Valerie. "Alcohol Side Effects:4 Ways Drinking Messes with Your Sleep." Huffington Post.www.huffingtonpost.com/2013/05/17/alcohol-side-effects-drinking-sleep_n_3286434.html

Goins,Liesa. "How to Hold Your Liquor." WebMD.www.webmd.com/balance/features/how-to-hold-your-liquor

Wikipedia. "Sleep and memory." http://en.wikipedia.org/wiki/Sleep_and_memory

Rosenberg,PhD,Russell. "How Alcohol Can Ruin Your Sleep." Huffington Post.www.huffingtonpost.com/russell-rosenberg-phd/alcohol-sleep_b_902578.html

| 延伸阅读 |

http://thechart.blogs.cnn.com/2011/11/09/driving-drowsy-as-dangerous-as-driving-drunk-studies-show/

www.discovery.com/tv-shows/mythbusters/about-this-show/tired-vs-drunk-driving/

www.webmd.com/sleep-disorders/news/20130118/alcohol-sleep

www.ayureka.com/wp-content/uploads/2014/02/Alcohol-Sleep-Chart4a.jpg

www.jneurosci.org/content/34/23/7733.full

www.livescience.com/12870-guys-gals-drunk-sleep-science.html

✦第十五章✦

Breene,Sophia. “The Best(and Worse)Positions for Sleeping.” Greatist. http://greatist.com/happiness/best-sleep-positions

BuzzFeed. “What Your Sleeping Position Says About You.” https://www.youtube.com/watch?v=XjoqsIgJTk0

Dale,Heather. “The Pros and Cons of Sleeping on Your Side,Back,and Stomach.PopSugar.www.fitsugar.com/Which-Sleep-Position-Healthiest-14571804

Hit Full. “22 Funny-Awkward Sleeping Positions.” www.hitfull.com/pictures/pset.php?set=funny_crazy_Awkward_Sleeping_positions

Pratiks. “3 Positions for 2 People Sleeping Together.” www.youtube.com/watch?v=rcV1CGN3tvA

Search Results:Sleep Position.YouTube.com www.youtube.com/results?search_query=sleep%20position&sm=3

UNP.Sleeping Style Chart.www.unp.me/f8/whts-your-sleeping-style-215474/

Wikipedia. “Snoring.” http://en.wikipedia.org/wiki/Snoring

Vojta,Prof.Václav. “Who Developed Vojta Diagnostics and Therapy?” The Vojta Principle.http://vojtakonzept.de/index.php?option=com_content&view=article&id=47&Itemid=7&lang=en

Frew,David R. “Transcendental Meditation and Productivity.” Academy of Management Journal.http://amj.aom.org/content/17/2/362.short

延伸阅读

www.ncbi.nlm.nih.gov/pmc/articles/PMC2549463/

www.healthychild.com/has-the-cause-of-crib-death-sids-been-found/

www.healthychild.com/are-toxic-gases-in-crib-mattresses-causing-crib-death-sids/

✦ 第十六章 ✦

American Academy of Sleep Medicine. “Meditation May Be an Effective Treatment for Insomnia.” Science Daily.http://www.sciencedaily.com/releases/2009/06/090609072719.htm

“Better Sleep Through Meditation:4 Techniques to Try Tonight.” Health Magazine.www.health.com/health/condition-article/0,,20189101,00.html

Finerminds. “Meet Your Brain Waves—Introducing Alpha,Beta,Theta,Delta,and Gamma.” www.finerminds.com/mind-power/brain-waves/

Meditations Mind Matters. “Brainwaves.” www.meditations-uk.com/information/brain_waves.html

Trafton,Anne. “The benefits of meditation.” MIT News.http://web.mit.edu/newsoffice/2011/meditation-0505.html

| 延伸阅读 |

http://hpq.sagepub.com/content/14/1/60.short

www.ncbi.nlm.nih.gov/pubmed/25233147

www.health.harvard.edu/staying-healthy/the-health-benefits-of-tai-chi

www.ncbi.nlm.nih.gov/pubmed/15707256

www.huffingtonpost.com/elaine-gavalas/yoga-sleep_b_1719825.html

http://what-when-how.com/wp-content/uploads/2012/04/tmp3626.jpg

www.collective-evolution.com/2014/10/02/your-ancestors-didnt-sleep-like-you-are-were-doing-it-wrong/

✦ 第十七章 ✦

Asprey,Dave. “Sleep Hacking Part 3” Falling Asleep Fast with

Biochemistry." Bulletproof:The State of High Performance.www.bulletproofexec.com/sleep-hacking-part-3-falling-asleep-fast-with-biochemistry/

Ehrlich,NMD,Steven D. "5-Hydroxytryptophan(5-HTP)." University Of Maryland Medical Reference Guide.http://umm.edu/health/medical/altmed/supplement/5hydroxytryptophan-5htp

"Kava kava." University Of Maryland Medical Reference Guide http://umm.edu/health/medical/altmed/herb/kava-kava

"Valerian." University Of Maryland Medical Reference Guide https://umm.edu/health/medical/altmed/herb/valerian

Smucker,MPH,PhD,Celeste M. "Chamomile helps with anxiety,sleeplessness and depression." Natural News.www.naturalnews.com/034454_chamomile_anxiety_depression.html

Sisson,Mark. "Why Melatonin Is a Dangerous Supplement." Mark' s Daily Apple.www.marksdailyapple.com/before-you-close-your-eyes-make-sure-theyre-open/#axzz2vD0hbsog

Srivastava,Janmejai K.,Eswar Shankar,and Sanjay Gupta. "Chamomile:A herbal medicine of the past with a bright future(Review)." Molecular Medicine Reports.www.spandidos-publications.com/mmr/3/6/895

| 延伸阅读 |

http://examine.com/supplements/apigenin/

www.ncbi.nlm.nih.gov/pmc/articles/PMC2995283/#R47

www.ncbi.nlm.nih.gov/pubmed/20306120

www.ncbi.nlm.nih.gov/pubmed/17143534

www.ncbi.nlm.nih.gov/pubmed/15181652

www.doctoroz.com/episode/why-melatonin-may-be-dangerous-your-sleep

www.ncbi.nlm.nih.gov/pubmed/9406047

✦第十八章✦

Agliata,Kate. “Characteristics of Nocturnal Animals.” eHow.www.ehow.com/info_8742878_characteristics-nocturnal-animals.html

Gonzalez,Robert T. “Why is it so impossible to get out of bed in the morning?” io9.http://io9.com/why-is-it-so-impossible-to-get-out-of-bed-in-the-morning-1348209324

Mercola,MD,Joseph. “Why You Should Never Sleep with TV or Dim Lights On...” http://articles.mercola.com/sites/articles/archive/2011/02/19/why-you-should-never-sleep-with-tv-or-dim-lights-on.aspx

Rettner,Rachel. “Avoiding Depression:Sleeping in Dark Room May Help.” Live Science.www.livescience.com/9004-avoiding-depression-sleeping-dark-room.html?utm_source=feedburner&utm_medium=feed&utm_campaign=Feed%3A+livescience%2Fhealthscitech+%28LiveScience.com+Health+SciTech%29

Williams,Ray B. “Early Risers Are Happier,Healthier,and More Productive Than Night Owls.” Psychology Today.www.psychologytoday.com/blog/wired-success/201208/early-risers-are-happier-healthier-and-more-productive-night-owls

Marks,MD,Tracey. “How to Become a Morning Person.” Huffington Post.www.huffingtonpost.com/tracey-marks-md/morning-person_b_864377.html

Goudreau,Jenna. “10 Advantages of Waking Up Early.” Forbes Woman.http://shine.yahoo.com/healthy-living/10-advantages-waking-early-195900205.html

Babauta,Leo. “The Most Successful Techniques for Rising Early.” Zen Habits.http://zenhabits.net/early/

✦第十九章✦

延伸阅读

www.sleepreviewmag.com/2014/05/massage-therapy-sleep/

www.ncbi.nlm.nih.gov/pmc/articles/PMC3018656/

www.massagetherapy.com/articles/index.php/article_id/911/Moderate-vs-Light-Pressure-in-Massage

https://en.wikipedia.org/wiki/Massage

www.ncbi.nlm.nih.gov/pubmed/19034252

www.ncbi.nlm.nih.gov/pubmed/19034253

www.everydayhealth.com/sleep/insomnia/tips/guide-to-relaxation.aspx

www.oprah.com/health/The-Health-Benefits-of-Massage

http://news.emory.edu/stories/2012/08/rapaport_frequent_massage/campus.html

✦第二十章✦

Gates,Sara. “Do Women Need Bras?French Study Says Brassieres Are a ‘False Necessity’.” Huffington Post.www.huffingtonpost.com/2013/04/11/women-bras-study-france-false-necessity_n_3062114.html

Ghana News. “Why Sleeping Without Clothes Is Good.” www.spyghana.com/why-sleeping-without-clothes-is-good/

Krempf,Antoine. “Breasts would be better without a bra.” France Info. www.franceinfo.fr/societe/les-seins-se-portent-mieux-sans-soutien-gorge-947307-2013-04-10

Low-Blue-Light Glasses.www.lowbluelights.com

Singer,Sydney Ross. “Droop Phobia,the Bra,and Breast Cancer.” Killer Culture.http://www.killerculture.com/droop-phobia-the-bra-and-breast-cancer/

Stevenson,Shawn. “Dressed to Kill—The Dangers of Wearing Bras and Constrictive Clothing with Medical Anthropologist Sydney Singer.” http://theshawnstevensonmodel.com/dangers-wearing-bras/

| 延伸阅读 |

https://en.wikipedia.org/wiki/Cremaster_muscle
www.medicalnewstoday.com/articles/247826.php
www.ncbi.nlm.nih.gov/pubmed/2136041

第二十一章

Chevalier,G.,S.T.Sinatra,J.L.Oschman,and R.M.Delany. “Earthing(grounding) the human body reduces blood viscosity—a major factor in cardiovascular disease.” Journal of Alternative and Complementary Medicine.www.ncbi.nlm.nih.gov/pubmed/22757749

Ghaly,MD,Maurice,and Dale Teplitx,MA. “The Biologic Effects of Grounding the Human Body During Sleep as Measured by Cortisol Levels and Subjective Reporting of Sleep,Pain,and Stress.” Journal of Alternative and Complementary Medicine.www.ncbi.nlm.nih.gov/pubmed/15650465

Kiefer,Dale. “Superoxide Dismutase Boosting the Body’s Primary Antioxidant Defense.” Life Etension Magazine.www.lef.org/magazine/mag2006/jun2006_report_sod_01.htm

The Earthing Institute. “Are you grounded in water—the ocean,a lake,your swimming pool,your bathtub?” http://earthinginstitute.net/qa/%E2%97%8F-are-you-grounded-in-water-the-ocean-a-lake-your-swimming-pool-your-bathtub/

| 延伸阅读 |

www.medicalnewstoday.com/articles/207877.php
www.ncbi.nlm.nih.gov/pmc/articles/PMC3265077/

✦ 14 天睡眠大改造✦

Lynn,Aaron. “Evening Rituals:Getting Better Sleep with a Little Preparation.” Asian Efficiency.www.asianefficiency.com/health/evening-rituals-getting-better-sleep-with-a-little-preparation/

Griffel,Mattan. “Unconscious Incompetence and the Four Stages of Learning.” Medium.https://medium.com/self-investment/ad5583abf646

Tartakovsky,MS,Margarita. “12 Ways to Shut Off Your Brain Before Bedtime.” Psych Central.http://psychcentral.com/lib/12-ways-to-shut-off-your-brain-before-bedtime/0006577